GERDE KELLER

Traumafokussierte KVT für Erwachsene

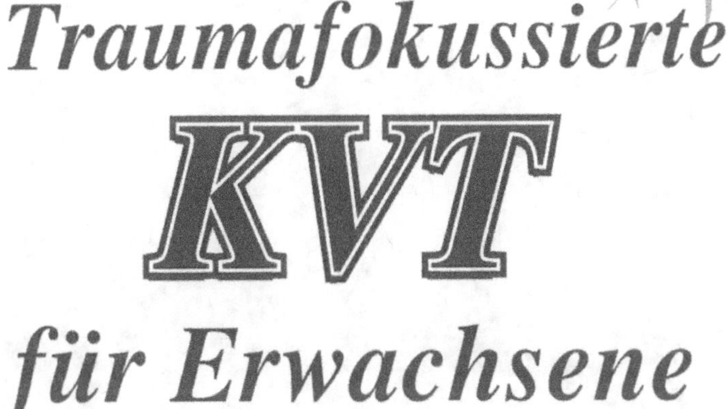

Lernen Sie die effektiven KVT-Techniken kennen, um PTBS-Symptome zu reduzieren, die emotionale Regulation zu verbessern und das Wohlbefinden zu steigern.

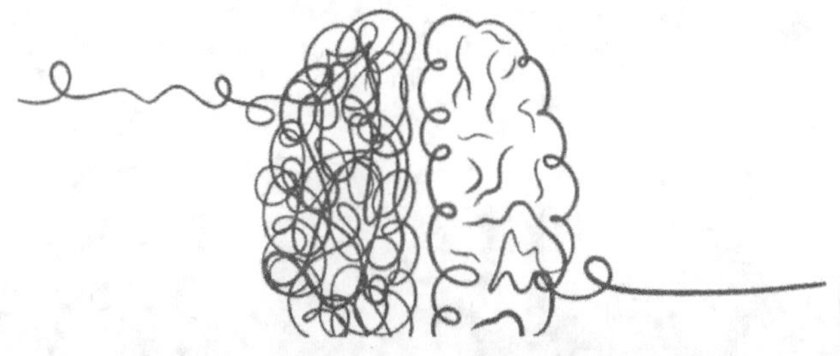

Traumafokussierte

KVT

für Erwachsene

Lernen Sie die effektiven KVT-Techniken
kennen, um PTBS-Symptome zu reduzieren,
die emotionale Regulation zu verbessern und
das Wohlbefinden zu steigern.

Inhaltsverzeichnis

Einleitung

ie traumafokussierte kognitive Verhaltenstherapie (TF-CBT) ist ein hochwirksamer, evidenzbasierter Behandlungsansatz, der erwachsenen Überlebenden von Traumata helfen soll, ihre Symptome zu bewältigen, ihre Erfahrungen zu verarbeiten und ihre allgemeine Lebensqualität zu verbessern. Diese Art der Therapie basiert auf dem Verständnis, dass ein Trauma einen tiefgreifenden Einfluss auf die Gedanken, Gefühle und Verhaltensweisen eines Individuums haben kann, und zielt darauf ab, ein sicheres und unterstützendes Umfeld für die Verarbeitung und Heilung zu schaffen.

TF-CBT basiert auf den Prinzipien der kognitiven Verhaltenstherapie (KVT), die darauf hindeutet, dass unsere Gedanken, Gefühle und Handlungen miteinander verbunden sind und durch unsere Erfahrungen und unsere Umwelt beeinflusst werden können. Im Zusammenhang mit Traumata hilft TF-CBT Einzelpersonen, negative Denkmuster, Überzeugungen und Verhaltensweisen zu erkennen und zu hinterfragen, die zu ihrem Leid beitragen können. Durch diesen Prozess können Individuen anpassungsfähigere Bewältigungsstrategien entwickeln, ihre emotionale Regulation verbessern und ihr allgemeines Wohlbefinden steigern.

Eine der Schlüsselkomponenten von TF-CBT ist der Fokus auf die Traumaverarbeitung. Dabei geht es darum, Menschen dabei zu helfen, sich ihren traumatischen Erfahrungen in einer sicheren und kontrollierten Umgebung zu stellen und ihnen einen Sinn zu geben. Dieser Prozess kann eine unglaubliche Herausforderung sein, aber er ist auch ein entscheidender Schritt auf dem Weg der Heilung. Durch die Verarbeitung ihres Traumas können die Betroffenen beginnen, die emotionale Last, die sie belastet hat, loszulassen und ihr Gefühl der Kontrolle und Ermächtigung wieder aufzubauen.

TF-CBT wird in der Regel in einem Einzeltherapieformat angeboten, obwohl unter bestimmten Umständen auch eine Gruppentherapie wirksam sein kann. Die Sitzungen dauern in der Regel zwischen 60 und 90 Minuten und können wöchentlich oder zweiwöchentlich stattfinden. Die Dauer der Behandlung variiert je nach den individuellen

Bedürfnissen und Zielen des Einzelnen, liegt aber in der Regel zwischen 12 und 24 Sitzungen.

Wie wichtig es ist, Hilfe zu suchen

Die Suche nach Hilfe bei einem Trauma kann ein entmutigender und einschüchternder Prozess sein, aber es ist ein entscheidender Schritt auf dem Weg der Heilung. Ein Trauma kann einen tiefgreifenden Einfluss auf die Lebensqualität, die Beziehungen und das allgemeine Wohlbefinden einer Person haben. Unbehandelt kann ein Trauma zu einer Reihe von negativen Folgen führen, darunter Angstzustände, Depressionen, posttraumatische Belastungsstörungen (PTBS), Drogenmissbrauch und sogar Selbstmord.

Trotz der Wichtigkeit, Hilfe zu suchen, fällt es vielen Menschen schwer, den ersten Schritt zu tun. Dies kann auf eine Reihe von Faktoren zurückzuführen sein, darunter Scham, Schuld, Angst oder einfach nicht zu wissen, an wen man sich wenden soll. Es ist jedoch wichtig, sich daran zu erinnern, dass die Suche nach Hilfe ein Zeichen von Stärke und nicht von Schwäche ist. Indem sie Hilfe suchen, können Einzelpersonen den ersten Schritt in Richtung Heilung, Genesung und Wiedererlangung ihres Lebens machen.

Ein Trauma kann jeden treffen, unabhängig von Alter, Geschlecht oder Hintergrund. Es ist kein Zeichen von Schwäche, und es ist nicht etwas, aus dem der

Einzelne einfach "ausbrechen" kann. Ein Trauma ist ein ernstes Problem, das eine ernsthafte Behandlung erfordert, und die Suche nach Hilfe ist der erste Schritt zur Heilung. Durch die Suche nach Hilfe können Einzelpersonen Zugang zu einer Reihe wirksamer Behandlungen, einschließlich TF-CBT, erhalten und beginnen, ihr Leben wieder aufzubauen.

Neben den individuellen Vorteilen der Hilfesuche gibt es auch breitere gesellschaftliche Implikationen. Durch die Suche nach Hilfe können Einzelpersonen dazu beitragen, das Stigma rund um Trauma und psychische Gesundheit abzubauen und zu einer solidarischeren und mitfühlenderen Gesellschaft beizutragen. Dies wiederum kann dazu beitragen, eine Kultur zu schaffen, die den Einzelnen ermutigt, Hilfe zu suchen, ohne Angst vor Verurteilung oder Ablehnung zu haben.

Letztendlich ist die Suche nach Hilfe bei Traumata ein mutiger und wichtiger Schritt auf dem Weg der Heilung. Es ist ein Zeichen von Stärke, Widerstandsfähigkeit und Entschlossenheit und kann der erste Schritt in eine hellere, gesündere Zukunft sein.

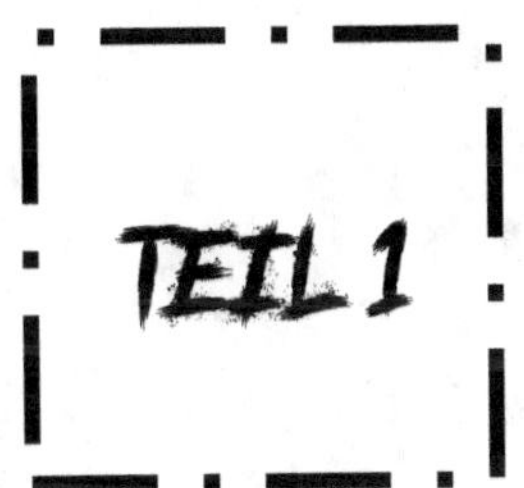

GRUNDLAGEN DER TRAUMAFOKUSSIERTEN KV

Kapitel 1

AUFBAU EINER SICHEREN THERAPEUTISCHEN BEZIEHUNG

Eine sichere therapeutische Beziehung ist die Grundlage einer effektiven Therapie und bietet den Klienten ein sicheres und unterstützendes Umfeld, in dem sie ihre Gedanken, Gefühle und Erfahrungen erforschen können. Diese Beziehung basiert auf Vertrauen, Einfühlungsvermögen und Verständnis und ermöglicht es den Klienten, sich wohl zu fühlen, ihre persönlichen Probleme zu teilen und auf die Genesung hinzuarbeiten. Eine sichere therapeutische Beziehung zeichnet sich durch gegenseitigen Respekt, Konsequenz und Verlässlichkeit aus und schafft für den Klienten ein Gefühl von Stabilität und Sicherheit.

In einer sicheren therapeutischen Beziehung hört der Therapeut aktiv zu und versteht die Perspektive des Klienten, erkennt seine Emotionen an und bestätigt seine Erfahrungen. Der Therapeut setzt auch klare Grenzen und Erwartungen und sorgt so für eine professionelle Beziehung, die frei von Ausbeutung oder Schaden ist. Diese Grenzsetzung trägt dazu bei, ein Gefühl der Sicherheit und des Vertrauens zu schaffen, so dass sich der Klient wohl fühlen kann, seine Gedanken und Gefühle zu erforschen, ohne Angst vor Verurteilung oder Ablehnung zu haben.

Eine sichere therapeutische Beziehung ist nicht nur ein Nice-to-have, sondern ein Muss für eine effektive Therapie. Ohne eine sichere Beziehung können sich Klienten unwohl fühlen, wenn sie ihre persönlichen Probleme teilen, und die Therapie ist möglicherweise nicht effektiv. Eine sichere therapeutische Beziehung hilft den Klienten, sich gehört, bestätigt und verstanden zu fühlen, was für den Aufbau von Vertrauen und die Arbeit an der Genesung unerlässlich ist.

Die therapeutische Beziehung ist insofern einzigartig, als es sich um eine professionelle Beziehung mit einer persönlichen Note handelt. Der Therapeut ist nicht nur ein Experte, sondern auch ein unterstützender Begleiter, der dem Klienten hilft, seine Herausforderungen zu meistern. Die Rolle des Therapeuten besteht nicht darin, die Probleme des Klienten zu lösen, sondern ihm zu helfen, die

Fähigkeiten und Strategien zu entwickeln, die er benötigt, um seine Herausforderungen zu meistern.

Eine sichere therapeutische Beziehung ist für den Aufbau von Vertrauen unerlässlich, und Vertrauen ist die Grundlage einer effektiven Therapie. Wenn Klienten ihrem Therapeuten vertrauen, ist es wahrscheinlicher, dass sie ihre persönlichen Probleme teilen, und die Therapie ist mit größerer Wahrscheinlichkeit effektiv. Vertrauen basiert auf Beständigkeit, Zuverlässigkeit und Empathie, und es liegt in der Verantwortung des Therapeuten, eine sichere therapeutische Beziehung aufzubauen und aufrechtzuerhalten.

Festlegung von Grenzen und Vertraulichkeit

Das Festlegen von Grenzen und Vertraulichkeit ist für die Schaffung einer sicheren therapeutischen Beziehung unerlässlich. Grenzen helfen, ein klares Verständnis der therapeutischen Beziehung zu schaffen, und Vertraulichkeit trägt dazu bei, dass die persönlichen Daten des Klienten privat bleiben. Grenzen und Vertraulichkeit tragen dazu bei, ein Gefühl der Sicherheit und des Vertrauens zu schaffen, so dass sich der Klient wohl fühlt, wenn er seine persönlichen Probleme teilt.

Grenzen sind unerlässlich, um ein klares Verständnis der therapeutischen Beziehung zu etablieren. Sie helfen, die Rollen und Verantwortlichkeiten sowohl des Therapeuten als auch des Klienten zu definieren, und sie helfen, ein klares Verständnis davon zu entwickeln, was akzeptables Verhalten ist und was nicht. Grenzen tragen dazu bei, ein Gefühl der Sicherheit und des Vertrauens zu schaffen, so dass sich der Klient wohl fühlt, wenn er seine persönlichen Probleme teilt.

Vertraulichkeit ist auch für den Aufbau einer sicheren therapeutischen Beziehung unerlässlich. Es trägt dazu bei, dass die persönlichen Daten des Klienten privat bleiben, und es hilft, Vertrauen zwischen dem Therapeuten und dem Klienten aufzubauen. Vertraulichkeit ist nicht nur eine gesetzliche, sondern auch eine ethische Anforderung. Therapeuten haben die Verantwortung, die persönlichen Daten ihrer Klienten vertraulich zu behandeln, und ein Verstoß gegen die Vertraulichkeit kann schwerwiegende Folgen haben.

Das Festlegen von Grenzen und Vertraulichkeit trägt dazu bei, ein Gefühl der Sicherheit und des Vertrauens zu schaffen, so dass sich der Klient wohl fühlt, wenn er seine persönlichen Probleme teilt. Es ist wichtig für den Aufbau einer sicheren therapeutischen Beziehung, und es liegt in der Verantwortung des Therapeuten, diese Grenzen zu setzen und aufrechtzuerhalten. Durch die Festlegung klarer Grenzen und die Gewährleistung der Vertraulichkeit können Therapeuten ihren Klienten helfen, sich gehört, bestätigt und verstanden zu fühlen, was für den Aufbau von Vertrauen und die Arbeit an der Genesung unerlässlich ist.

Aufbau von Vertrauen durch Empathie und Verständnis

Der Aufbau von Vertrauen ist ein entscheidender Aspekt für den Aufbau einer sicheren therapeutischen Beziehung. Vertrauen wird aufgebaut, wenn der Therapeut Empathie und Verständnis für die Erfahrungen und Emotionen des Klienten zeigt. Empathie ist die Fähigkeit, die Gefühle einer anderen Person zu verstehen und zu teilen, und sie ist unerlässlich, um Vertrauen in die therapeutische Beziehung aufzubauen. Wenn der Therapeut Empathie gegenüber dem Klienten zeigt, hilft dies dem Klienten, sich gehört und bestätigt zu fühlen, was ein Gefühl der Sicherheit und des Vertrauens schafft.

Bei Empathie geht es nicht nur darum, Mitleid mit dem Kunden zu haben, sondern auch darum, seine Perspektive zu verstehen und seine Emotionen anzuerkennen. Der Therapeut sollte sich bemühen, die Erfahrungen und Emotionen des Klienten zu verstehen und sie auf eine nicht wertende Weise anzuerkennen. Dies hilft dem Klienten, sich wohl zu fühlen, wenn er seine persönlichen Probleme teilt, und es schafft ein Gefühl des Vertrauens und der Beziehung zwischen dem Therapeuten und dem Klienten.

Empathie wird durch aktives Zuhören aufgebaut, was bedeutet, auf die Worte, den Tonfall und die Körpersprache des Klienten zu achten. Der Therapeut sollte Blickkontakt halten, nicken, um zu zeigen, dass er engagiert ist, und offene Fragen stellen, um den Klienten zu ermutigen, mehr zu teilen. Aktives Zuhören hilft dem Therapeuten, die Perspektive des Klienten zu verstehen, und es hilft dem Klienten, sich gehört und bestätigt zu fühlen.

Der Aufbau von Vertrauen durch Empathie und Verständnis erfordert Zeit und Mühe. Es ist nichts, was überstürzt werden kann, und es ist wichtig, sich daran zu erinnern, dass Vertrauen schrittweise aufgebaut wird. Der Therapeut sollte geduldig, konsequent und zuverlässig sein, was dazu beiträgt, ein Gefühl der Sicherheit und des Vertrauens aufzubauen. Vertrauen ist die Grundlage der therapeutischen Beziehung und unerlässlich für den Aufbau einer sicheren therapeutischen Beziehung.

Schaffung eines sicheren Umfelds für den Austausch traumatischer Erfahrungen

Die Schaffung eines sicheren Umfelds für den Austausch traumatischer Erfahrungen ist für den Aufbau einer sicheren therapeutischen Beziehung unerlässlich. Traumatische Erfahrungen können schwer zu teilen sein, und es ist wichtig, eine Umgebung zu schaffen, in der sich der Klient wohl fühlt, seine Erfahrungen zu teilen, ohne Angst vor Verurteilung oder Ablehnung zu haben. Der Therapeut sollte sich bemühen, ein sicheres und unterstützendes Umfeld zu schaffen, in dem sich der Klient gehört, bestätigt und verstanden fühlt.

Um eine sichere Umgebung zu schaffen, müssen klare Grenzen und Vertraulichkeit festgelegt werden sowie ein komfortabler und nicht bedrohlicher physischer Raum geschaffen werden. Der Therapeut sollte sich auch seiner eigenen Vorurteile und Emotionen bewusst sein und sich bemühen, einen nicht wertenden Raum zu schaffen, in dem der Klient seine Erfahrungen teilen kann.

Der Therapeut sollte sich auch des emotionalen Zustands des Klienten bewusst sein und darauf vorbereitet sein, mit schwierigen Emotionen umzugehen, die während der Sitzung auftreten können. Dazu gehört, einfühlsam, verständnisvoll und wertschätzend zu sein und gleichzeitig berufliche Grenzen zu wahren. Der Therapeut sollte sich bemühen, ein Gefühl der Sicherheit und des Vertrauens zu schaffen, das dem Klienten hilft, sich wohl zu fühlen, wenn er seine traumatischen Erfahrungen teilt.

Die Schaffung eines sicheren Umfelds für den Austausch traumatischer Erfahrungen erfordert Zeit und Mühe. Es ist wichtig, sich daran zu erinnern, dass der Aufbau von Vertrauen und die Schaffung einer sicheren Umgebung ein fortlaufender Prozess ist, der Geduld, Konsistenz und Zuverlässigkeit erfordert. Der Therapeut sollte sich dafür einsetzen, ein sicheres und unterstützendes Umfeld zu schaffen, das dem Klienten hilft, seine Erfahrungen zu teilen und auf seine Genesung hinzuarbeiten.

Kapitel 2

TRAUMA, SEINE AUSWIRKUNGEN UND DEN KVT-ANSATZ VERSTEHEN

Trauma ist ein komplexes und facettenreiches Konzept, das einen tiefgreifenden Einfluss auf das Leben eines Menschen haben kann. Im Kern bezieht sich ein Trauma auf eine zutiefst belastende oder verstörende Erfahrung, die zu dauerhaften emotionalen und psychologischen Schäden führen kann. Traumatische Erfahrungen können viele Formen annehmen, darunter körperlicher oder emotionaler Missbrauch, sexuelle Übergriffe, Naturkatastrophen, Unfälle und Kampfhandlungen.

Es ist wichtig zu erkennen, dass Traumata nicht auf große, katastrophale Ereignisse beschränkt sind.

Selbst kleinere, subtilere Erfahrungen können traumatisch sein, wie Mobbing, Belästigung oder Vernachlässigung. Darüber hinaus können Traumata durch systemische Probleme wie Rassismus, Sexismus und andere Formen der Diskriminierung aufrechterhalten werden.

Es gibt verschiedene Arten von Traumata, jede mit ihren eigenen einzigartigen Eigenschaften und Auswirkungen. Akutes Trauma bezieht sich auf ein einzelnes, diskretes Ereignis, während komplexes Trauma wiederholte und anhaltende traumatische Erfahrungen beschreibt. Entwicklungstraumata treten in kritischen Entwicklungsphasen wie der Kindheit auf und können einen tiefgreifenden Einfluss auf das Selbstgefühl und die Weltanschauung einer Person haben.

Das Verständnis der Definition und der Arten von Traumata ist entscheidend für die Entwicklung wirksamer Behandlungen und Unterstützungsstrategien. Indem wir die Komplexität und Variabilität traumatischer Erfahrungen anerkennen, können wir besser auf die einzigartigen Bedürfnisse und Herausforderungen von Menschen eingehen, die von einem Trauma betroffen sind.

Die Auswirkungen von Traumata auf die psychische Gesundheit und das tägliche Leben

Ein Trauma kann tiefgreifende Auswirkungen auf die psychische Gesundheit und das tägliche Leben einer Person haben. Unmittelbar nach einem traumatischen Ereignis können Menschen Schock, Verleugnung und Taubheit erleben. Wenn die Realität des Ereignisses einsetzt, können sie beginnen, eine Reihe von Emotionen zu erleben, darunter Angst, Depression, Wut und Schuldgefühle.

Ein Trauma kann auch zur Entwicklung einer posttraumatischen Belastungsstörung (PTBS) führen, einem Zustand, der durch Flashbacks, Albträume und die Vermeidung von Auslösern gekennzeichnet ist, die sie an das traumatische Ereignis erinnern. Auch andere psychische Erkrankungen, wie die Borderline-Persönlichkeitsstörung und die komplexe Traumastörung, können mit traumatischen Erlebnissen in Verbindung gebracht werden.

Neben den Auswirkungen auf die psychische Gesundheit können Traumata auch das tägliche Leben tiefgreifend beeinflussen. Individuen können mit Schlafstörungen, Konzentrationsschwierigkeiten und

Reizbarkeit zu kämpfen haben. Sie können auch körperliche Symptome wie chronische Schmerzen, Müdigkeit und Magen-Darm-Probleme haben.

Traumata können sich auch auf Beziehungen, Arbeit und tägliche Aktivitäten auswirken. Einzelpersonen können Schwierigkeiten haben, gesunde Beziehungen aufrechtzuerhalten, Schwierigkeiten mit der emotionalen Regulation haben und Schwierigkeiten haben, Aufgaben zu erledigen und Verantwortlichkeiten zu erfüllen. In extremen Fällen kann ein Trauma zu Suizidgedanken und Selbstverletzung führen.

Das Verständnis der Auswirkungen von Traumata auf die psychische Gesundheit und das tägliche Leben ist für eine wirksame Unterstützung und Behandlung unerlässlich. Indem wir die Komplexität und Variabilität traumatischer Erfahrungen anerkennen, können wir besser auf die einzigartigen Bedürfnisse und Herausforderungen von Menschen eingehen, die von einem Trauma betroffen sind.

Einführung in die KVT und ihren Ansatz zur Traumabehandlung

Die kognitive Verhaltenstherapie (KVT) ist eine weit verbreitete und hochwirksame Form der Psychotherapie, die sich auf die Beziehung zwischen Gedanken, Gefühlen und Verhaltensweisen konzentriert. Im Rahmen der Traumabehandlung hilft KVT Einzelpersonen, negative Denkmuster, Überzeugungen und Verhaltensweisen, die zu ihrem Leid beitragen, zu erkennen und zu hinterfragen. Dieser Ansatz basiert auf der Idee, dass unsere Gedanken, Gefühle und Handlungen miteinander verbunden sind und dass wir durch die Veränderung unangepasster Gedanken und Verhaltensweisen unser emotionales und psychologisches Wohlbefinden verbessern können.

KVT nähert sich der Traumabehandlung mit dem Fokus auf Empowerment und Kontrolle. Anstatt nur traumatische Erfahrungen zu verarbeiten, hilft KVT dem Einzelnen, die Fähigkeiten und Strategien zu entwickeln, die er benötigt, um seine Symptome zu bewältigen, seine Emotionen zu regulieren und seine allgemeine Lebensqualität zu verbessern. Dieser Ansatz erkennt an, dass der Einzelne die Fähigkeit hat, seine eigenen Gedanken, Gefühle und Verhaltensweisen zu ändern, und gibt ihm die Werkzeuge und die Unterstützung, die er dafür benötigt.

Eines der Schlüsselprinzipien der KVT ist, dass Gedanken, Gefühle und Verhaltensweisen miteinander verbunden sind. Wenn wir ein traumatisches Ereignis erleben, kann dies zu negativen Gedanken und Überzeugungen über uns selbst, andere und die Welt um uns herum führen. Diese Gedanken und Überzeugungen können dann zu Angstgefühlen, Depressionen und anderen psychischen Erkrankungen beitragen. Durch das Erkennen und Hinterfragen dieser negativen Gedanken und Überzeugungen können Individuen anpassungsfähigere Denk- und Verhaltensweisen entwickeln, was zu einem verbesserten emotionalen und psychologischen Wohlbefinden führen kann.

KVT für die Traumabehandlung umfasst in der Regel mehrere Schlüsselkomponenten, darunter die Aufklärung über Traumata und ihre Auswirkungen, das Erkennen und Hinterfragen negativer Denkmuster, die Entwicklung von Bewältigungsfähigkeiten und -strategien sowie die Verarbeitung traumatischer Erfahrungen. Durch diesen Prozess können Einzelpersonen ein besseres Verständnis für ihre Erfahrungen erlangen, anpassungsfähigere Denk- und Verhaltensweisen entwickeln und ihre allgemeine psychische Gesundheit und ihr Wohlbefinden verbessern.

Der KVT-Ansatz zur Traumabehandlung ist sehr effektiv, da er dem Einzelnen die Werkzeuge und die Unterstützung bietet, die er benötigt, um seine Symptome zu bewältigen und seine Lebensqualität zu verbessern. Durch die Fokussierung auf Empowerment und Kontrolle hilft KVT dem Einzelnen, ein Gefühl der Handlungsfähigkeit und Selbstwirksamkeit zu entwickeln, was für Heilung und Genesung unerlässlich ist. Darüber hinaus ist KVT ein hochflexibler Ansatz, der auf die individuellen Bedürfnisse und Ziele jedes Einzelnen zugeschnitten werden kann.

Ziele und Erwartungen an die Therapie setzen

Das Setzen von Zielen und Erwartungen ist ein wesentlicher Bestandteil des Therapieprozesses, insbesondere bei der Arbeit mit Menschen, die ein Trauma erlebt haben. Ziele und Erwartungen helfen dabei, den Therapieprozess zu leiten, geben ein Gefühl von Richtung und Zweck und helfen dem Einzelnen, seinen Fortschritt und Erfolg zu messen. Durch das

Setzen klarer Ziele und Erwartungen können Einzelpersonen eine aktive Rolle in ihrem Therapieprozess übernehmen, ein Gefühl der Kontrolle und Selbstbestimmung entwickeln und auf das Erreichen der gewünschten Ergebnisse hinarbeiten.

Bei der Festlegung von Zielen und Erwartungen für die Therapie ist es wichtig, mehrere Faktoren zu berücksichtigen, darunter die spezifischen Bedürfnisse und Herausforderungen des Einzelnen, seine persönlichen Werte und Überzeugungen sowie seine allgemeinen Ziele für die Therapie. Die Ziele sollten spezifisch, messbar, erreichbar, relevant und zeitgebunden (SMART) sein und in Zusammenarbeit mit dem Therapeuten entwickelt werden. So wird sichergestellt, dass die Ziele realistisch und erreichbar sind und dass der Einzelne in den Therapieprozess eingebunden wird.

Zu den gemeinsamen Zielen der traumafokussierten KVT gehören die Verringerung der Symptome von PTBS und anderen psychischen Erkrankungen, die Verbesserung der emotionalen Regulation und der Bewältigungsfähigkeiten, die Verbesserung von Beziehungen und sozialer Unterstützung sowie die Steigerung der allgemeinen Lebensqualität. Zu den Erwartungen an die Therapie können regelmäßige Anwesenheit, aktive Teilnahme und ehrliche Kommunikation mit dem Therapeuten gehören. Durch das Setzen klarer Ziele und Erwartungen können Einzelpersonen ein Gefühl von Sinn und Richtung entwickeln und darauf hinarbeiten, die gewünschten Ergebnisse zu erzielen.

Es ist wichtig zu beachten, dass sich Ziele und Erwartungen im Laufe der Therapie ändern können, wenn der Einzelne Fortschritte macht und wächst. Die regelmäßige Überprüfung und Aktualisierung von Zielen und Erwartungen kann dazu beitragen, dass der Therapieprozess fokussiert und effektiv bleibt. Darüber hinaus kann das Setzen von Zielen und Erwartungen dem Einzelnen helfen, ein Gefühl der Verantwortlichkeit und Motivation zu entwickeln, was für Fortschritte in der Therapie unerlässlich sein kann.

Durch das Setzen klarer Ziele und Erwartungen können Einzelpersonen eine aktive Rolle in ihrem Therapieprozess übernehmen und darauf hinarbeiten, die gewünschten Ergebnisse zu erzielen. Dieser Ansatz erkennt an, dass der Einzelne die Fähigkeit hat, seine eigenen Gedanken, Gefühle und Verhaltensweisen zu ändern, und gibt ihm die Werkzeuge und die Unterstützung, die er dafür benötigt. Wenn man sich auf Empowerment und Kontrolle konzentriert, kann das Setzen von Zielen und Erwartungen ein mächtiges Werkzeug für Heilung und Genesung sein.

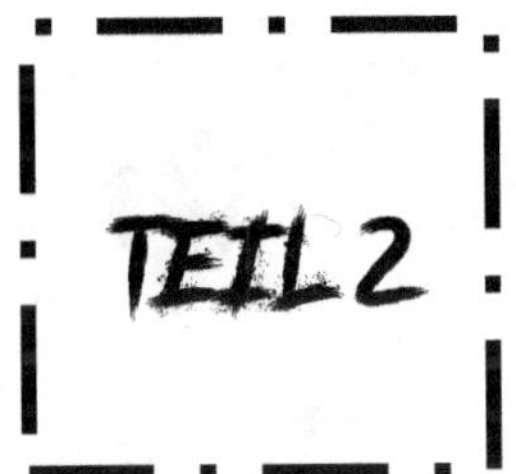

VERARBEITUNG TRAUMATISCHER ERLEBNISSE

Kapitel 3

VERARBEITUNG TRAUMATISCHER ERINNERUNGEN

Die Verarbeitung traumatischer Erinnerungen ist ein entscheidender Schritt auf dem Weg der Heilung für Menschen, die ein Trauma erlebt haben. Traumatische Erinnerungen können unglaublich belastend sein und einen tiefgreifenden Einfluss auf die psychische Gesundheit und das Wohlbefinden einer Person haben. Durch die Verarbeitung dieser Erinnerungen können die Menschen beginnen, die emotionale Last, die sie belastet hat, loszulassen und ihr Gefühl der Kontrolle und Ermächtigung wieder aufzubauen.

Einer der Hauptgründe, warum die Verarbeitung traumatischer Erinnerungen so wichtig ist, ist, dass sie es dem Einzelnen ermöglicht, seine Erfahrungen anzuerkennen und zu validieren. Wenn traumatische Ereignisse auftreten, können Individuen das Gefühl haben, dass sie mit ihrem Leiden allein sind oder dass ihre Erfahrungen irgendwie weniger gültig sind als andere. Durch die Verarbeitung ihrer Erinnerungen können Individuen beginnen zu verstehen, dass ihre Erfahrungen real sind und dass sie es verdienen, anerkannt und bestätigt zu werden. Dies kann ein kraftvoller Schritt im Heilungsprozess sein, da es dem Einzelnen ermöglicht, Gefühle von Scham und Selbstvorwürfen loszulassen.

Die Verarbeitung traumatischer Erinnerungen ermöglicht es dem Einzelnen auch, ein größeres Verständnis für sich selbst und seine Erfahrungen zu entwickeln. Wenn traumatische Ereignisse auftreten, können sich Menschen fühlen, als wären sie in einem nicht enden wollenden Kreislauf von Schmerz und Leid gefangen. Durch die Verarbeitung ihrer Erinnerungen können Einzelpersonen beginnen, ihre Erfahrungen in einem neuen Licht zu sehen und ein besseres Verständnis dafür zu entwickeln, wie sich ihr Trauma auf ihr Leben ausgewirkt hat. Dies kann ein mächtiges Werkzeug für persönliches Wachstum und Heilung sein, da es dem Einzelnen ermöglicht, ein größeres Gefühl der Selbstwahrnehmung und des Verständnisses zu entwickeln.

Neben den persönlichen Vorteilen kann die Verarbeitung traumatischer Erinnerungen auch einen tiefgreifenden Einfluss auf die Beziehungen eines Einzelnen haben. Wenn traumatische Ereignisse auftreten, können sich Menschen isoliert und allein in ihrem Leiden fühlen. Durch die Verarbeitung ihrer Erinnerungen können Individuen beginnen, ein größeres Gefühl der Verbundenheit und Empathie mit anderen zu entwickeln. Dies kann ein mächtiges Werkzeug sein, um stärkere, bedeutungsvollere Beziehungen aufzubauen, da es dem Einzelnen ermöglicht, ein besseres Verständnis für sich selbst und andere zu entwickeln.

Schließlich ist die Verarbeitung traumatischer Erinnerungen wichtig, da sie es dem Einzelnen ermöglicht, ein größeres Gefühl der Kontrolle und Ermächtigung zu entwickeln. Wenn traumatische Ereignisse auftreten, können sich die Menschen machtlos fühlen, um das Trauma zu verhindern. Durch die Verarbeitung ihrer Erinnerungen können Individuen beginnen, ein größeres Gefühl der Kontrolle über ihre Erfahrungen und Emotionen zu entwickeln. Dies kann ein mächtiges Werkzeug für die Heilung sein, da es dem Einzelnen ermöglicht, ein größeres Gefühl der Handlungsfähigkeit und Selbstwirksamkeit zu entwickeln.

Techniken zur Bewältigung von Stress während des Gedächtnisabrufs

Der Umgang mit Stress während des Gedächtnisabrufs ist ein wesentlicher Bestandteil der Verarbeitung traumatischer Erinnerungen. Dies kann ein herausfordernder und emotionaler Prozess sein, und es ist wichtig, dass der Einzelne die Werkzeuge und die Unterstützung hat, die er braucht, um seinen Stress zu bewältigen und seine Emotionen zu regulieren. Eine Technik zur Bewältigung von Stress während des Gedächtnisabrufs sind tiefe Atemübungen. Tiefes Atmen kann Menschen helfen, ihren Körper und Geist zu beruhigen und Gefühle von Angst und Panik zu reduzieren. Indem sich der Einzelne auf seinen Atem konzentriert, kann er sich geerdeter und zentrierter fühlen, was ihm helfen kann, seinen Stress zu bewältigen und seine Emotionen zu regulieren.

Eine weitere Technik zur Bewältigung von Stress während des Gedächtnisabrufs sind Erdungstechniken. Erdungstechniken, wie z. B. die Fokussierung auf die fünf Sinne, können dem Einzelnen helfen, sich selbst in den gegenwärtigen Moment zurückzubringen und Gefühle der Trennung und Dissoziation zu reduzieren. Der Einzelne kann sich zum Beispiel auf das Gefühl seiner Füße auf dem Boden, die Geräusche um ihn herum oder das Gefühl der Luft auf seiner Haut konzentrieren. Indem sie sich auf diese körperlichen Empfindungen konzentrieren, können sich die Menschen geerdeter und mit ihrem Körper verbunden fühlen, was ihnen helfen kann, ihren Stress zu bewältigen und ihre Emotionen zu regulieren.

Die kognitive Umstrukturierung ist eine weitere Technik, die hilfreich sein kann, um Stress während des Gedächtnisabrufs zu bewältigen. Bei der kognitiven Umstrukturierung geht es darum, negative Denkmuster zu identifizieren und sie positiver oder neutraler zu gestalten. Zum Beispiel denken sich die Menschen: "Ich bin jetzt in Sicherheit und kann mit dieser Erinnerung umgehen." Indem sie ihre Gedanken positiver umgestalten, können sich die Menschen mehr unter Kontrolle über ihre Emotionen fühlen und weniger von ihren Erinnerungen überwältigt werden.

Körperliche Aktivität ist eine weitere Technik, die hilfreich sein kann, um Stress während des Gedächtnisabrufs zu bewältigen. Körperliche Aktivität wie Yoga oder Gehen kann Menschen helfen, Verspannungen abzubauen und ihre Stimmung zu verbessern. Durch körperliche Aktivität können sich Menschen entspannter und zentrierter fühlen, was ihnen helfen kann, ihre Beschwerden zu bewältigen und ihre Emotionen zu regulieren.

Schließlich ist soziale Unterstützung eine wesentliche Technik zur Bewältigung von Stress während des Gedächtnisabrufs. Soziale Unterstützung, wie z. B. das Gespräch mit einem Freund oder Therapeuten, kann dem Einzelnen ein Gefühl der Verbundenheit und Bestätigung vermitteln und das Gefühl von Einsamkeit und Isolation reduzieren. Indem sie mit jemandem über ihre Erinnerungen sprechen, können sich Menschen gehört und verstanden fühlen, was ihnen helfen kann, ihre Not zu bewältigen und ihre Emotionen zu regulieren.

Strategien zur Erhöhung der Kontrolle über traumatische Erinnerungen

Einer der wichtigsten Aspekte bei der Verarbeitung traumatischer Erinnerungen ist die zunehmende Kontrolle über die Erinnerungen selbst. Wenn traumatische Ereignisse auftreten, können sich Individuen fühlen, als wären sie ihren Erinnerungen ausgeliefert, ohne Kontrolle darüber, wann oder wie sie entstehen. Durch die Entwicklung von Strategien zur Verbesserung der Kontrolle über traumatische Erinnerungen können sich die Menschen jedoch stärker und verantwortlich für ihre Heilungsreise fühlen.

Eine Strategie, um die Kontrolle über traumatische Erinnerungen zu erhöhen, besteht darin, Selbstmitgefühl zu üben. Selbstmitgefühl bedeutet, sich selbst mit Freundlichkeit, Verständnis und Akzeptanz zu behandeln, selbst angesichts schwieriger Emotionen und Erinnerungen. Durch das Üben von Selbstmitgefühl können Individuen beginnen, ein größeres Gefühl der Kontrolle über ihre Erinnerungen zu entwickeln, da sie lernen, sich ihnen mit einem Gefühl der Neugier und Offenheit zu nähern, anstatt mit Angst und Vermeidung.

Eine weitere Strategie, um die Kontrolle über traumatische Erinnerungen zu erhöhen, besteht darin, ein Gefühl der Erdung zu entwickeln. Erdung bedeutet, sich auf den gegenwärtigen Moment und die eigene physische Umgebung zu konzentrieren, anstatt sich in der Vergangenheit oder Zukunft zu verfangen. Durch die Entwicklung eines Gefühls der Erdung können sich Menschen mehr mit ihrem Körper und der Welt um sie herum verbunden fühlen, was ihnen helfen kann, mehr Kontrolle über ihre Erinnerungen zu haben.

Achtsamkeit ist eine weitere Strategie, die hilfreich sein kann, um die Kontrolle über traumatische Erinnerungen zu erhöhen. Achtsamkeit bedeutet, auf den gegenwärtigen Moment zu achten, ohne zu urteilen oder abzulenken. Durch das Üben von Achtsamkeit können Menschen beginnen, ein größeres

Gefühl der Kontrolle über ihre Erinnerungen zu entwickeln, da sie lernen, sich ihnen mit einem Gefühl der Neugier und Offenheit zu nähern, anstatt mit Angst und Vermeidung.

Neben diesen Strategien kann es auch hilfreich sein, ein Gefühl der Kontrolle über seine Umgebung zu entwickeln. Dies kann bedeuten, einen sicheren und komfortablen Raum für die Verarbeitung von Erinnerungen zu schaffen oder eine tägliche Routine zu etablieren, die ein Gefühl von Struktur und Vorhersehbarkeit vermittelt. Durch die Entwicklung eines Gefühls der Kontrolle über die eigene Umgebung können sich die Menschen stärker und verantwortlich für ihre Heilungsreise fühlen.

Schließlich kann es hilfreich sein, mit einem Therapeuten oder einer Selbsthilfegruppe zusammenzuarbeiten, um Strategien zu entwickeln, um die Kontrolle über traumatische Erinnerungen zu erhöhen. Ein Therapeut oder eine Selbsthilfegruppe kann eine sichere und unterstützende Umgebung für die Verarbeitung von Erinnerungen bieten sowie Anleitung und Unterstützung bei der Entwicklung von Strategien zur Erhöhung der Kontrolle über Erinnerungen. Durch die Zusammenarbeit mit einem Therapeuten oder einer Selbsthilfegruppe können sich Einzelpersonen stärker und verantwortlich für ihren Heilungsweg fühlen.

Beispiele für eine erfolgreiche Speicherverarbeitung

Es gibt viele Beispiele für eine erfolgreiche Gedächtnisverarbeitung, die die Wirksamkeit der oben beschriebenen Strategien verdeutlichen. Ein Beispiel ist die Geschichte einer Frau, die als Kind einen traumatischen Autounfall erlebt hat. Jahrelang hatte sie es vermieden, an den Unfall zu denken, aus Angst, dass er überwältigende Emotionen und Erinnerungen auslösen würde. Mit der Unterstützung eines Therapeuten begann sie jedoch, ihre Erinnerungen an den Unfall mit Strategien wie Selbstmitgefühl, Erdung und Achtsamkeit zu verarbeiten.

Als sie ihre Erinnerungen verarbeitete, fühlte sie sich mehr unter Kontrolle über ihre Emotionen und Erinnerungen und konnte ein größeres Gefühl des Verständnisses und der Akzeptanz ihrer Erfahrungen entwickeln. Sie begann auch, Verbesserungen in ihrem täglichen Leben zu bemerken, wie z. B. ein gesteigertes Selbstvertrauen und ein größeres Gefühl der Ruhe angesichts stressiger Situationen.

Ein anderes Beispiel ist die Geschichte eines Mannes, der während seiner Zeit beim Militär ein traumatisches Kampferlebnis erlebt hat. Jahrelang hatte er mit Flashbacks und Albträumen gekämpft und fühlte sich, als wäre er seinen Erinnerungen ausgeliefert. Mit der Unterstützung eines Therapeuten begann er jedoch, seine Erinnerungen an die Kampferfahrung mit Strategien wie Selbstmitgefühl, Erdung und Achtsamkeit zu verarbeiten.

Als er seine Erinnerungen verarbeitete, begann er, seine Emotionen und Erinnerungen besser unter Kontrolle zu haben und konnte ein größeres Gefühl des Verständnisses und der Akzeptanz seiner Erfahrungen entwickeln. Er begann auch, Verbesserungen in seinem täglichen Leben zu bemerken, wie z. B. ein gesteigertes Selbstvertrauen und ein größeres Gefühl der Ruhe angesichts stressiger Situationen.

Diese Beispiele veranschaulichen die Wirksamkeit der oben skizzierten Strategien und zeigen das Potenzial für eine erfolgreiche Gedächtnisverarbeitung und -heilung. Durch die Entwicklung von Strategien zur Verbesserung der Kontrolle über traumatische Erinnerungen können sich die Betroffenen stärker und verantwortlicher für ihren Heilungsprozess fühlen und darauf hinarbeiten, ein größeres Gefühl des Verständnisses und der Akzeptanz ihrer Erfahrungen zu entwickeln.

Kapitel 4

NEGATIVE GEDANKEN UND ÜBERZEUGUNGEN IN FRAGE STELLEN

Das Erkennen negativer Gedanken und Überzeugungen im Zusammenhang mit Traumata ist ein entscheidender Schritt im Heilungsprozess. Wenn traumatische Ereignisse auftreten, können Menschen negative Gedanken und Überzeugungen über sich selbst, andere und die Welt um sie herum entwickeln. Diese Gedanken und Überzeugungen können unglaublich belastend sein und sich auf die psychische Gesundheit und das Wohlbefinden einer Person auswirken. Zum Beispiel können Menschen Gedanken wie "Ich bin schuld an dem Trauma" oder "Ich bin nicht sicher in der Welt" entwickeln. Diese Gedanken können zu Schuld-,

Scham- und Angstgefühlen führen, die überwältigend und lähmend sein können.

Eine der wichtigsten Möglichkeiten, negative Gedanken und Überzeugungen im Zusammenhang mit Traumata zu identifizieren, besteht darin, auf den inneren Dialog zu achten. Dabei geht es darum, sich auf seine Gedanken einzustimmen und Muster oder Themen zu erkennen, die mit dem traumatischen Ereignis in Verbindung stehen könnten. Zum Beispiel können Menschen bemerken, dass sie Gedanken haben wie "Ich hätte etwas tun sollen, um das Trauma zu verhindern" oder "Ich bin nicht gut genug". Indem sie diese Gedanken und Überzeugungen identifizieren, können Einzelpersonen beginnen zu verstehen, wie sie ihre Emotionen und ihr Verhalten beeinflussen.

Eine weitere Möglichkeit, negative Gedanken und Überzeugungen im Zusammenhang mit Traumata zu identifizieren, besteht darin, die eigenen Emotionen und körperlichen Empfindungen zu erforschen. Wenn Menschen starke Emotionen wie Angst, Depression oder Wut erleben, kann es hilfreich sein, die Gedanken und Überzeugungen zu erforschen, die zu diesen Gefühlen beitragen können. Zum Beispiel können Personen bemerken, dass sie sich ängstlich fühlen, wenn sie an das traumatische Ereignis denken, oder dass sie ein Gefühl der Angst verspüren, wenn sie sich in einer Situation befinden, die sie an das Trauma erinnert. Durch die Erforschung dieser Emotionen und körperlichen Empfindungen können Menschen beginnen, die negativen Gedanken und Überzeugungen zu identifizieren, die sie antreiben.

Es ist wichtig zu beachten, dass das Erkennen negativer Gedanken und Überzeugungen im Zusammenhang mit Traumata ein herausfordernder und emotionaler Prozess sein kann. Menschen können das Gefühl haben, mit ihren tiefsten Ängsten und Unsicherheiten konfrontiert zu sein, und das kann unglaublich überwältigend sein. Durch die Zusammenarbeit mit einem Therapeuten oder einer Selbsthilfegruppe können Einzelpersonen jedoch die Werkzeuge und die Unterstützung entwickeln, die sie benötigen, um diesen Prozess zu bewältigen. Mit Hilfe eines Therapeuten oder einer Selbsthilfegruppe können Einzelpersonen lernen, ihre negativen Gedanken und Überzeugungen zu erkennen und in Frage zu stellen und ausgewogenere und realistischere Denkweisen zu entwickeln.

Zusätzlich zu diesen Strategien können Einzelpersonen auch Tagebuch schreiben oder schreiben, um negative Gedanken und Überzeugungen im Zusammenhang mit Traumata zu identifizieren. Indem sie ihre Gedanken und Gefühle aufschreiben, können Individuen beginnen, Muster und Themen zu erkennen, die mit dem traumatischen Ereignis in

Verbindung stehen können. Dies kann ein mächtiges Werkzeug sein, um negative Gedanken und Überzeugungen zu erkennen, und kann dem Einzelnen helfen, ein größeres Gefühl der Selbstwahrnehmung und des Verständnisses zu entwickeln.

Verstehen, wie Gedanken und Überzeugungen Emotionen und Verhalten beeinflussen

Zu verstehen, wie Gedanken und Überzeugungen Emotionen und Verhalten beeinflussen, ist unerlässlich, um negative Gedanken und Überzeugungen im Zusammenhang mit Traumata in Frage zu stellen. Wenn Menschen negative Gedanken und Überzeugungen entwickeln, kann dies ihre Emotionen und ihr Verhalten tiefgreifend beeinflussen. Zum Beispiel können Personen, die glauben, dass sie für das Trauma verantwortlich sind, Schuld- und Schamgefühle erleben, die zu selbstzerstörerischen Verhaltensweisen wie Drogenmissbrauch oder Selbstverletzung führen können. Diese Verhaltensweisen können unglaublich schädlich sein und es dem Einzelnen erschweren, zu heilen und voranzukommen.

Gedanken und Überzeugungen können das Verhalten einer Person auch auf subtilere Weise beeinflussen. Zum Beispiel können Menschen, die glauben, dass sie in der Welt nicht sicher sind, soziale Situationen meiden oder hyperwachsam werden, immer auf der Suche nach potenziellen Bedrohungen. Diese Verhaltensweisen können unglaublich einschränkend sein und es dem Einzelnen erschweren, sinnvolle Verbindungen zu anderen aufzubauen oder sich an Aktivitäten zu beteiligen, die ihm Freude bereiten.

Gedanken und Überzeugungen können sich nicht nur auf das Verhalten auswirken, sondern auch auf die körperliche Gesundheit einer Person. Zum Beispiel können Personen, die aufgrund negativer Gedanken und Überzeugungen unter chronischem Stress und Angstzuständen leiden, körperliche Gesundheitsprobleme wie Bluthochdruck oder Magen-Darm-Probleme entwickeln. Diese körperlichen Gesundheitsprobleme können unglaublich lähmend sein und es dem Einzelnen erschweren, sich an Aktivitäten zu beteiligen, die ihm Freude und Erfüllung bringen.

Es ist wichtig zu beachten, dass Gedanken und Überzeugungen keine Tatsachen sind, sondern Interpretationen von Erfahrungen. Indem der Einzelne negative Gedanken und Überzeugungen in Frage stellt, kann er beginnen, ausgewogenere und realistischere Denkweisen zu entwickeln, was zu einer verbesserten emotionalen Regulation und einem verbesserten Verhalten führen kann. Dies kann ein unglaublich mächtiges Werkzeug für Heilung und Wachstum sein und dem Einzelnen helfen, ein größeres Gefühl der Kontrolle über seine Emotionen und sein Verhalten zu entwickeln.

Wenn der Einzelne versteht, wie sich Gedanken und Überzeugungen auf Emotionen und Verhalten auswirken, kann er beginnen, die Art und Weise zu erkennen, wie seine negativen Gedanken und Überzeugungen ihn zurückhalten können. Dies kann ein mächtiges Werkzeug für persönliches Wachstum und Heilung sein und dem Einzelnen helfen, ein größeres Gefühl der Selbstwahrnehmung und des Verständnisses zu entwickeln. Mit diesem Verständnis können Einzelpersonen beginnen, ihre negativen Gedanken und Überzeugungen in Frage zu stellen und ausgewogenere und realistischere Denkweisen zu entwickeln.

Techniken zum Herausfordern und Ersetzen negativer Gedanken

Negative Gedanken herauszufordern und zu ersetzen, ist ein entscheidender Schritt im Heilungsprozess. Wenn Menschen negative Gedanken und Überzeugungen entwickeln, kann dies ihre Emotionen und ihr Verhalten tiefgreifend beeinflussen. Durch das Hinterfragen und Ersetzen dieser Gedanken können Individuen beginnen, ausgewogenere und realistischere Denkweisen zu entwickeln, was zu einer verbesserten emotionalen Regulation und Verhaltensweise führen kann.

Eine Technik, um negative Gedanken herauszufordern und zu ersetzen, besteht darin, negative Selbstgespräche zu erkennen und in Frage zu stellen. Negative Selbstgespräche beinhalten negative Aussagen über sich selbst, wie z. B. "Ich bin ein Versager" oder "Ich bin nicht gut genug". Durch das Erkennen und Hinterfragen dieser Aussagen können Individuen beginnen, ausgewogenere und realistischere Denkweisen zu entwickeln. Zum Beispiel können Einzelpersonen die Aussage "Ich bin ein Versager" in Frage stellen, indem sie sich fragen: "Welche Beweise habe ich für diese Aussage?" oder "Ist diese Aussage wirklich wahr?"

Eine weitere Technik, um negative Gedanken herauszufordern und zu ersetzen, ist die kognitive Umstrukturierung. Bei der kognitiven Umstrukturierung geht es darum, negative Gedanken und Überzeugungen zu identifizieren und sie dann in Frage zu stellen und durch ausgewogenere und realistischere zu ersetzen. Dies kann erreicht werden, indem man sich Fragen stellt wie "Was sind die Beweise für diesen Gedanken?" oder "Gibt es einen anderen Weg, diese Situation zu betrachten?" Durch das Üben der kognitiven Umstrukturierung können Individuen beginnen, ausgewogenere und realistischere Denkweisen zu entwickeln, was zu einer verbesserten emotionalen Regulation und Verhaltensweise führen kann.

Zusätzlich zu diesen Techniken können Einzelpersonen auch Tagebuch schreiben oder schreiben, um negative Gedanken herauszufordern und zu ersetzen. Indem sie ihre Gedanken und Gefühle aufschreiben, können Individuen beginnen, Muster und Themen zu erkennen, die mit negativen Gedanken und Überzeugungen zusammenhängen können. Dies kann ein mächtiges Werkzeug sein, um negative Gedanken herauszufordern und zu ersetzen, und kann dem Einzelnen helfen, ein größeres Gefühl der Selbstwahrnehmung und des Verständnisses zu entwickeln.

Es ist wichtig zu beachten, dass es beim Hinterfragen und Ersetzen negativer Gedanken nicht darum geht, schwierige Emotionen und Erfahrungen zu verleugnen oder zu vermeiden. Vielmehr geht es darum, eine ausgewogenere und realistischere Denkweise zu entwickeln, die dem Einzelnen helfen kann, schwierige Emotionen und Erfahrungen auf gesündere Weise zu bewältigen. Durch das Hinterfragen und Ersetzen negativer Gedanken können Menschen beginnen, ein größeres Gefühl der Kontrolle über ihre Emotionen und ihr Verhalten zu entwickeln, was zu einer verbesserten psychischen Gesundheit und einem verbesserten Wohlbefinden führen kann.

Kognitive Umstrukturierungsübungen üben

Das Üben von kognitiven Umstrukturierungsübungen ist ein wesentlicher Bestandteil, um negative Gedanken herauszufordern und zu ersetzen. Bei kognitiven Umstrukturierungsübungen geht es darum, negative Gedanken und Überzeugungen zu identifizieren und sie dann zu hinterfragen und durch ausgewogenere und realistischere zu ersetzen. Durch das Üben dieser Übungen können Einzelpersonen beginnen, ausgewogenere und realistischere Denkweisen zu entwickeln, die zu einer verbesserten emotionalen Regulation und Verhaltensweise führen können.

Eine kognitive Umstrukturierungsübung, die Einzelpersonen ausprobieren können, ist die "Drei-Säulen-Technik". Bei dieser Übung geht es darum, negative Gedanken und Überzeugungen in einer Spalte aufzuschreiben, sie in einer zweiten Spalte in Frage zu stellen und sie dann in einer dritten Spalte durch ausgewogenere und realistischere Gedanken zu ersetzen. Zum Beispiel können Einzelpersonen den negativen Gedanken "Ich bin ein Versager" in die erste Spalte schreiben, ihn in Frage stellen, indem sie sich in der zweiten Spalte fragen: "Welche Beweise habe ich für diese Aussage?" und ihn dann durch den ausgewogeneren und realistischeren Gedanken "Ich habe Fehler gemacht, aber ich hatte auch Erfolge" in der dritten Spalte ersetzen.

Eine weitere kognitive Umstrukturierungsübung, die Einzelpersonen ausprobieren können, ist die "Vier-Stufen-Technik". Bei dieser Übung geht es darum, negative Gedanken und Überzeugungen zu identifizieren, sie in Frage zu stellen, sie durch ausgewogenere und realistischere Gedanken zu ersetzen und dann die neuen Gedanken und Überzeugungen zu üben. Zum Beispiel können Einzelpersonen den negativen Gedanken "Ich bin nicht gut genug" identifizieren, ihn herausfordern, indem sie sich fragen: "Welche Beweise habe ich für diese Aussage?", ihn durch den ausgewogeneren und realistischeren Gedanken "Ich bin fähig und kompetent" ersetzen und dann den neuen Gedanken üben, indem sie ihn mehrmals am Tag für sich selbst wiederholen.

Zusätzlich zu diesen Übungen können Einzelpersonen auch kognitive Umstrukturierungen üben, indem sie sich an Aktivitäten beteiligen, die positives Denken und Selbstgespräche fördern. Zum Beispiel können Einzelpersonen Affirmationen üben, bei denen es darum geht, positive Aussagen für sich selbst zu wiederholen, wie z. B. "Ich bin fähig und kompetent" oder "Ich bin es wert und verdiene Liebe und Respekt". Durch das Üben kognitiver Umstrukturierungsübungen und die Teilnahme an Aktivitäten, die positives Denken und Selbstgespräche fördern, können Einzelpersonen beginnen, ausgewogenere und realistischere Denkweisen zu entwickeln, was zu einer verbesserten emotionalen Regulation und Verhaltensweise führen kann.

TEIL 3

EMOTIONALE REGULATION UND ENTWICKLUNG VON FÄHIGKEITEN

Kapitel 5

UMGANG MIT EMOTIONEN UND BEWÄLTIGUNG VON STRESS

Emotionale Regulation ist ein wichtiger Aspekt für die Aufrechterhaltung einer guten psychischen Gesundheit und eines guten Wohlbefindens. Es geht darum, in der Lage zu sein, seine Emotionen auf gesunde und anpassungsfähige Weise zu steuern und zu modulieren, was für die Reaktion auf herausfordernde Situationen und das Erreichen von Zielen unerlässlich ist. Wenn Menschen in der Lage sind, ihre Emotionen effektiv zu regulieren, sind sie besser in der Lage, mit Stress und Ängsten umzugehen, positive Beziehungen zu anderen zu pflegen und persönliches Wachstum und Entwicklung zu verfolgen.

Einer der Hauptgründe, warum die emotionale Regulation so wichtig ist, ist, dass sie es dem Einzelnen ermöglicht, Stress und Angst auf gesunde Weise zu bewältigen. Wenn Menschen in der Lage sind, ihre Emotionen zu regulieren, ist es weniger wahrscheinlich, dass sie überwältigende Angst- und Stressgefühle erleben, die zu einer Reihe von negativen Folgen führen können, darunter Burnout und psychische Probleme. Durch die Fähigkeit, ihre Emotionen zu kontrollieren, können Menschen ihren Stresspegel reduzieren und ihr allgemeines Wohlbefinden verbessern.

Emotionale Regulation ist auch für die Aufrechterhaltung positiver Beziehungen zu anderen unerlässlich. Wenn Menschen in der Lage sind, ihre Emotionen auf gesunde Weise zu managen, sind sie besser in der Lage, effektiv zu kommunizieren und angemessen auf die Bedürfnisse anderer zu reagieren. Dies kann zu stärkeren, bedeutungsvolleren Beziehungen und einem größeren Gefühl der Verbundenheit und Zugehörigkeit führen. Darüber hinaus kann die emotionale Regulation dem Einzelnen helfen, einfühlsamer und verständnisvoller gegenüber anderen zu sein, was zu tieferen und bedeutungsvolleren Beziehungen führen kann.

Neben den Vorteilen für die psychische Gesundheit und Beziehungen ist die emotionale Regulation auch für das Erreichen von Zielen und das Streben nach persönlichem Wachstum unerlässlich. Wenn Menschen in der Lage sind, ihre Emotionen zu kontrollieren, sind sie besser in der Lage, sich auf ihre

Ziele zu konzentrieren und sie motiviert und enthusiastisch zu verfolgen. Dies kann zu mehr Erfolg und Leistung in allen Lebensbereichen führen, sowie zu einem größeren Sinn und einer größeren Richtung. Durch die Fähigkeit, ihre Emotionen zu regulieren, können Individuen Hindernisse und Herausforderungen überwinden und ihr volles Potenzial ausschöpfen.

Schließlich ist die emotionale Regulation wichtig, weil sie es dem Einzelnen ermöglicht, ein größeres Gefühl der Selbstwahrnehmung und des Verständnisses zu entwickeln. Durch die Fähigkeit, ihre Emotionen zu erkennen und zu verstehen, können Individuen ein größeres Selbst- und Identitätsgefühl entwickeln, was zu mehr Selbstvertrauen und Selbstwertgefühl führen kann. Dies kann auch zu einem größeren Sinn und einer größeren Richtung führen, da der Einzelne seine Werte und Ziele besser verstehen kann. Durch die Entwicklung emotionaler Regulationsfähigkeiten können Individuen ihr allgemeines Wohlbefinden verbessern und ein glücklicheres, gesünderes Leben führen.

Emotionen erkennen und benennen

Das Erkennen und Benennen von Emotionen ist ein wesentlicher Bestandteil der emotionalen Regulation. Wenn Menschen in der Lage sind, ihre Emotionen zu erkennen und zu verstehen, sind sie besser in der Lage, sie auf gesunde Weise zu bewältigen und zu regulieren. Das Erkennen und Benennen von Emotionen beinhaltet die Fähigkeit, die körperlichen Empfindungen und kognitiven Bewertungen zu erkennen, die emotionale Erfahrungen begleiten. Es geht auch darum, Emotionen auf eine spezifische und nuancierte Weise zu benennen, anstatt sie einfach als "gut" oder "schlecht" zu bezeichnen.

Einer der Hauptvorteile des Erkennens und Benennens von Emotionen besteht darin, dass es dem Einzelnen ermöglicht, ein größeres Gefühl der Selbstwahrnehmung und des Verständnisses zu entwickeln. Durch die Fähigkeit, ihre Emotionen zu erkennen und zu verstehen, können Individuen ein größeres Selbst- und Identitätsgefühl entwickeln, was zu mehr Selbstvertrauen und Selbstwertgefühl führen kann. Dies kann auch zu einem größeren Sinn und einer größeren Richtung führen, da der Einzelne seine Werte und Ziele besser verstehen kann.

Das Erkennen und Benennen von Emotionen kann auch dazu beitragen, effektivere Bewältigungsstrategien zu entwickeln. Wenn Menschen in der Lage sind, ihre Emotionen zu erkennen und zu verstehen, sind sie besser in der Lage, Strategien zu entwickeln, um sie auf gesunde Weise zu bewältigen und zu regulieren. Dies kann zu einer größeren Resilienz und Stressbewältigung sowie zu einer Verbesserung der psychischen Gesundheit und des Wohlbefindens führen. Indem der Einzelne in der Lage ist, seine Emotionen zu erkennen und zu benennen, kann er den ersten Schritt zur Entwicklung effektiver Bewältigungsstrategien und zur Verbesserung seines allgemeinen Wohlbefindens machen.

Neben den Vorteilen für die Selbstwahrnehmung und Bewältigungsstrategien ist das Erkennen und Benennen von Emotionen auch für die Entwicklung emotionaler Intelligenz unerlässlich. Emotionale Intelligenz bedeutet, Emotionen bei sich selbst und anderen zu erkennen und zu verstehen und in der Lage zu sein, diese Informationen zu nutzen, um Gedanken und Verhalten zu lenken. Durch die Fähigkeit, Emotionen zu erkennen und zu benennen, können Individuen ein größeres Gefühl der emotionalen Intelligenz entwickeln, was zu verbesserten Beziehungen und allgemeinem Wohlbefinden führen kann.

Das Erkennen und Benennen von Emotionen kann eine herausfordernde Aufgabe sein, insbesondere für Menschen, die ein Trauma oder Stress erlebt haben. Es gibt jedoch mehrere Strategien, die helfen können.

Eine Strategie besteht darin, Achtsamkeit zu üben, was bedeutet, dem gegenwärtigen Moment auf eine nicht wertende Weise Aufmerksamkeit zu schenken. Achtsamkeit kann dem Einzelnen helfen, ein größeres Gefühl der Selbstwahrnehmung und des Verständnisses zu entwickeln, und kann es ihm ermöglichen, seine Emotionen auf effektivere Weise zu erkennen und zu verstehen. Eine andere Strategie besteht darin, emotionale Bezeichnungstechniken anzuwenden, wie z. B. das Identifizieren und Benennen von Emotionen in einem Tagebuch oder mit einem Therapeuten. Diese Techniken können dem Einzelnen helfen, ein größeres Gefühl der Selbstwahrnehmung und des Verständnisses zu entwickeln, und können es ihm ermöglichen, effektivere Bewältigungsstrategien zu entwickeln.

Techniken zum Umgang mit Emotionen

Der Umgang mit Emotionen ist eine wesentliche Fähigkeit, um eine gute psychische Gesundheit und ein gutes Wohlbefinden zu erhalten. Wenn Menschen in der Lage sind, ihre Emotionen effektiv zu managen, sind sie besser in der Lage, mit Stress und Ängsten umzugehen, positive Beziehungen zu anderen zu pflegen und persönliches Wachstum und Entwicklung zu verfolgen. Eine Technik zum Umgang mit Emotionen ist das tiefe

Atmen. Tiefes Atmen bedeutet, langsam, bewusst durch die Nase einzuatmen und durch den Mund auszuatmen, wobei man sich auf die Empfindung des Atems im Körper konzentriert. Dies kann helfen, Körper und Geist zu beruhigen und Stress- und Angstgefühle zu reduzieren.

Eine weitere Technik zum Umgang mit Emotionen ist die Erdung. Erdung bedeutet, sich auf den gegenwärtigen Moment zu konzentrieren, ohne zu urteilen oder abzulenken. Dies kann erreicht werden, indem man auf die fünf Sinne achtet, wie z. B. das Gefühl der Füße auf dem Boden, die Geräusche in der Umgebung oder die Empfindung des Atems im Körper. Erdung kann dem Einzelnen helfen, sich mehr mit seinem Körper und der Welt um ihn herum verbunden zu fühlen und Gefühle der Trennung und des Leids zu reduzieren. Darüber hinaus kann die Erdung dem Einzelnen helfen, ein größeres Gefühl der Selbstwahrnehmung und des Verständnisses zu entwickeln, was es ihm ermöglicht, seine Emotionen und Verhaltensweisen besser zu steuern.

Achtsamkeit ist eine weitere Technik, die beim Umgang mit Emotionen hilfreich sein kann. Achtsamkeit bedeutet, auf den gegenwärtigen Moment zu achten, ohne zu urteilen oder abzulenken. Dies kann durch Meditation, Yoga oder andere Achtsamkeitspraktiken geschehen. Achtsamkeit kann dem Einzelnen helfen, ein größeres Gefühl der Selbstwahrnehmung und des Verständnisses zu entwickeln, was es ihm ermöglicht, seine Emotionen und Verhaltensweisen besser zu steuern. Darüber hinaus kann Achtsamkeit dem Einzelnen helfen, ein größeres Gefühl von Mitgefühl und Verständnis für sich selbst und andere zu entwickeln und Gefühle von Stress und Angst zu reduzieren.

Körperliche Aktivität ist auch eine wichtige Technik, um mit Emotionen umzugehen. Körperliche Aktivität kann helfen, Stress- und Angstgefühle abzubauen, die Stimmung zu verbessern und das Selbstwertgefühl zu steigern. Dies kann durch Aktivitäten wie Gehen, Laufen, Schwimmen oder Mannschaftssport erfolgen. Körperliche Aktivität kann auch ein Gefühl der Erfüllung und des Stolzes vermitteln, was dazu beitragen kann, das Selbstwertgefühl und das Selbstvertrauen zu stärken. Darüber hinaus kann körperliche Aktivität eine gesunde Ablenkung von negativen Gedanken und Emotionen bieten, sodass sich der Einzelne auf etwas Positives und Erhebendes konzentrieren kann.

Schließlich ist der kreative Ausdruck eine Technik, die beim Umgang mit Emotionen hilfreich sein kann. Kreativer Ausdruck beinhaltet die Beteiligung an kreativen Aktivitäten wie Kunst, Musik, Schreiben oder Theater. Dies kann ein gesundes Ventil für Emotionen bieten und es dem Einzelnen ermöglichen, seine

Gefühle auf positive und konstruktive Weise auszudrücken und zu verarbeiten. Kreativer Ausdruck kann auch ein Gefühl der Erfüllung und des Stolzes vermitteln, was dazu beitragen kann, das Selbstwertgefühl und das Selbstvertrauen zu stärken. Darüber hinaus kann kreativer Ausdruck eine gesunde Ablenkung von negativen Gedanken und Emotionen bieten und es dem Einzelnen ermöglichen, sich auf etwas Positives und Erhebendes zu konzentrieren.

Strategien zur Bewältigung intensiver Emotionen

Der Umgang mit intensiven Emotionen kann eine Herausforderung sein, aber es gibt mehrere Strategien, die hilfreich sein können. Eine Strategie besteht darin, Selbstmitgefühl zu üben. Selbstmitgefühl bedeutet, sich selbst mit Freundlichkeit, Verständnis und Akzeptanz zu behandeln, selbst angesichts schwieriger Emotionen. Dies kann erreicht werden, indem man freundlich und unterstützend mit sich selbst spricht, sich an Selbstfürsorgeaktivitäten beteiligt und Unterstützung von anderen sucht. Selbstmitgefühl kann dem Einzelnen helfen, ein größeres Gefühl der Selbstwahrnehmung und des Verständnisses zu entwickeln, was es ihm ermöglicht, seine Emotionen und Verhaltensweisen besser zu bewältigen.

Eine weitere Strategie, um mit intensiven Emotionen umzugehen, ist die körperliche Aktivität. Körperliche Aktivität kann helfen, Stress- und Angstgefühle abzubauen, die Stimmung zu verbessern und das Selbstwertgefühl zu steigern. Dies kann durch Aktivitäten wie Gehen, Laufen, Schwimmen oder Mannschaftssport erfolgen. Körperliche Aktivität kann auch ein Gefühl der Erfüllung und des Stolzes vermitteln, was dazu beitragen kann, das Selbstwertgefühl und das Selbstvertrauen zu stärken. Darüber hinaus kann körperliche Aktivität eine gesunde Ablenkung von negativen Gedanken und Emotionen bieten, sodass sich der Einzelne auf etwas Positives und Erhebendes konzentrieren kann.

Achtsamkeit ist eine weitere Strategie, die bei der Bewältigung intensiver Emotionen hilfreich sein kann. Achtsamkeit bedeutet, auf den gegenwärtigen Moment zu achten, ohne zu urteilen oder abzulenken. Dies kann durch Meditation, Yoga oder andere Achtsamkeitspraktiken geschehen. Achtsamkeit kann dem Einzelnen helfen, ein größeres Gefühl der Selbstwahrnehmung und des Verständnisses zu entwickeln, was es ihm ermöglicht, seine Emotionen und Verhaltensweisen besser zu steuern. Darüber hinaus kann Achtsamkeit dem Einzelnen helfen, ein größeres Gefühl von Mitgefühl und Verständnis für sich selbst und andere zu entwickeln und Gefühle von Stress und Angst zu reduzieren.

Erdung ist auch eine Strategie, die bei der Bewältigung intensiver Emotionen hilfreich sein kann. Erdung bedeutet, sich auf den gegenwärtigen Moment zu konzentrieren, ohne zu urteilen oder abzulenken. Dies kann erreicht werden, indem man auf die fünf Sinne achtet, wie z. B. das Gefühl der Füße auf dem Boden, die Geräusche in der Umgebung oder die Empfindung des Atems im Körper. Erdung kann dem Einzelnen helfen, sich mehr mit seinem Körper und der Welt um ihn herum verbunden zu fühlen und Gefühle der Trennung und des Leids zu reduzieren. Darüber hinaus kann die Erdung dem Einzelnen helfen, ein größeres Gefühl der Selbstwahrnehmung und des Verständnisses zu entwickeln, was es ihm ermöglicht, seine Emotionen und Verhaltensweisen besser zu steuern.

Schließlich ist die Suche nach Unterstützung durch andere eine Strategie, die hilfreich sein kann, um mit intensiven Emotionen umzugehen. Die Suche nach Unterstützung durch andere kann ein Gefühl der Verbundenheit und des Verständnisses vermitteln, was dazu beitragen kann, Stress- und Angstgefühle abzubauen.

Dies kann durch ein Gespräch mit einem vertrauenswürdigen Freund oder Familienmitglied geschehen, durch die Suche nach Therapie oder Beratung oder durch den Beitritt zu einer Selbsthilfegruppe. Die Suche nach Unterstützung durch andere kann ein Gefühl der Bestätigung und des Verständnisses vermitteln, was dem Einzelnen helfen kann, sich in seinen Kämpfen weniger allein zu fühlen. Darüber hinaus kann die Suche nach Unterstützung durch andere dem Einzelnen neue Perspektiven und Bewältigungsstrategien bieten, die ihm helfen können, seine Emotionen und Verhaltensweisen effektiver zu bewältigen.

Es ist wichtig zu beachten, dass der Umgang mit intensiven Emotionen ein Prozess ist, und es kann einige Zeit dauern, bis die Strategien gefunden sind, die für jeden Einzelnen am besten funktionieren. Es ist auch wichtig, sich daran zu erinnern, dass es in Ordnung ist, um Hilfe zu bitten, und dass die Suche nach Unterstützung ein Zeichen von Stärke und nicht von Schwäche ist. Durch das Üben von Selbstmitgefühl, körperliche Aktivität, Achtsamkeit, Erdung und die Suche nach Unterstützung durch andere können Einzelpersonen die Fähigkeiten entwickeln, die sie benötigen, um ihre Emotionen und Verhaltensweisen zu bewältigen und ein gesünderes, glücklicheres Leben zu führen.

Zusätzliche Strategien zur Bewältigung intensiver Emotionen

Zusätzlich zu den oben genannten Strategien gibt es mehrere andere Techniken, die bei der Bewältigung intensiver Emotionen hilfreich sein können. Eine Technik ist das Journaling, bei dem Gedanken und Gefühle in ein Tagebuch geschrieben werden. Journaling kann Menschen helfen, ihre Emotionen zu verarbeiten und ein besseres Verständnis für sich selbst zu erlangen. Eine andere Technik ist der kreative Ausdruck, bei dem man sich an kreativen Aktivitäten wie Kunst, Musik oder Schreiben beteiligt. Kreativer Ausdruck kann ein gesundes Ventil für Emotionen bieten und dem Einzelnen helfen, ein größeres Gefühl der Selbstwahrnehmung und des Verständnisses zu entwickeln.

Die progressive Muskelentspannung ist eine weitere Technik, die bei der Bewältigung intensiver Emotionen hilfreich sein kann. Bei der progressiven Muskelentspannung werden verschiedene Muskelgruppen im Körper angespannt und entspannt, angefangen bei den Zehen bis hin zum Kopf. Dies kann helfen, körperliche Verspannungen zu lösen und die Entspannung zu fördern. Schließlich kann Visualisierung eine hilfreiche Technik sein, um mit intensiven

Emotionen umzugehen. Bei der Visualisierung geht es darum, sich eine friedliche, entspannende Szene vorzustellen, wie z. B. einen Strand oder einen Wald, und alle Sinne zu nutzen, um ein lebendiges geistiges Bild zu erzeugen. Dies kann dem Einzelnen helfen, seinen Geist und Körper zu beruhigen und Stress- und Angstgefühle zu reduzieren.

Es ist wichtig, sich daran zu erinnern, dass jeder irgendwann in seinem Leben intensive Emotionen erlebt und dass es in Ordnung ist, um Hilfe zu bitten. Durch das Üben von Selbstmitgefühl, körperliche Aktivität, Achtsamkeit, Erdung, die Suche nach Unterstützung durch andere und die Verwendung zusätzlicher Techniken wie Tagebuchschreiben, kreativer Ausdruck, progressive Muskelentspannung und Visualisierung können Einzelpersonen die Fähigkeiten entwickeln, die sie benötigen, um ihre Emotionen und Verhaltensweisen zu bewältigen und ein gesünderes, glücklicheres Leben zu führen.

Kapitel 6

ERLERNEN NEUER FÄHIGKEITEN, UM HERAUSFORDERNDE SITUATIONEN ZU MEISTERN

Das Erlernen von Entspannungstechniken ist eine wesentliche Fähigkeit, um herausfordernde Situationen zu meistern. Wenn Menschen in der Lage sind, sich zu entspannen und ihren Stresspegel zu bewältigen, sind sie besser in der Lage, klar zu denken und effektive Entscheidungen zu treffen. Eine Entspannungstechnik, die hilfreich sein kann, ist die progressive Muskelentspannung. Bei der progressiven Muskelentspannung werden verschiedene Muskelgruppen im Körper angespannt und entspannt, angefangen bei den Zehen bis hin zum Kopf. Dies kann helfen, körperliche Verspannungen zu lösen und die Entspannung zu fördern.

Eine weitere Entspannungstechnik, die hilfreich sein kann, ist das tiefe Atmen. Tiefes Atmen bedeutet, langsam, bewusst durch die Nase einzuatmen und durch den Mund auszuatmen, wobei man sich auf die Empfindung des Atems im Körper konzentriert. Dies kann dem Einzelnen helfen, seinen Geist und Körper zu beruhigen und Stress- und Angstgefühle zu reduzieren. Darüber hinaus kann tiefes Atmen dem Einzelnen helfen, ein größeres Gefühl der Selbstwahrnehmung und des Verständnisses zu entwickeln, was es ihm ermöglicht, seine Emotionen und Verhaltensweisen besser zu steuern.

Visualisierung ist eine weitere Entspannungstechnik, die hilfreich sein kann. Bei der Visualisierung geht es darum, sich eine friedliche, entspannende Szene vorzustellen, wie z. B. einen Strand oder einen Wald, und alle Sinne zu nutzen, um ein lebendiges geistiges Bild zu erzeugen. Dies kann dem Einzelnen helfen, seinen Geist und Körper zu beruhigen und Stress- und Angstgefühle zu reduzieren. Darüber hinaus kann Visualisierung dem Einzelnen helfen, ein größeres Gefühl der Selbstwahrnehmung und des Verständnisses zu entwickeln, was es ihm ermöglicht, seine Emotionen und Verhaltensweisen besser zu steuern.

Achtsamkeit ist auch eine wichtige Entspannungstechnik. Achtsamkeit bedeutet, auf den gegenwärtigen Moment zu achten, ohne zu urteilen oder abzulenken. Dies kann durch Meditation, Yoga oder andere Achtsamkeitspraktiken geschehen. Achtsamkeit kann dem Einzelnen helfen, ein größeres Gefühl der Selbstwahrnehmung und des Verständnisses zu entwickeln, was es ihm ermöglicht, seine Emotionen und Verhaltensweisen besser zu bewältigen. Darüber hinaus kann Achtsamkeit dem Einzelnen helfen, ein größeres Gefühl von Mitgefühl und Verständnis für sich selbst und andere zu entwickeln und Gefühle von Stress und Angst zu reduzieren.

Schließlich kann das Journaling eine hilfreiche Entspannungstechnik sein. Beim Journaling geht es darum, Gedanken und Gefühle in ein Tagebuch zu schreiben, was es dem Einzelnen ermöglicht, seine Emotionen zu verarbeiten und sich selbst besser zu verstehen. Dies kann dem Einzelnen helfen, ein größeres Gefühl der Selbstwahrnehmung und des Verständnisses zu entwickeln, was es ihm ermöglicht, seine Emotionen und Verhaltensweisen besser zu bewältigen. Darüber hinaus kann das Journaling ein gesundes Ventil für Emotionen bieten und Stress- und Angstgefühle reduzieren.

Entwicklung von Problemlösungs- und Kommunikationsfähigkeiten

Die Entwicklung von Problemlösungs- und Kommunikationsfähigkeiten ist unerlässlich, um herausfordernde Situationen zu meistern. Wenn Menschen in der Lage sind, effektiv zu kommunizieren und Probleme zu lösen, sind sie besser in der Lage, Stress und Ängste zu bewältigen und ihre Ziele zu erreichen. Eine Möglichkeit, Problemlösungsfähigkeiten zu entwickeln, besteht darin, zu üben, komplexe Probleme in kleinere, besser überschaubare Teile zu zerlegen. Dies kann dem Einzelnen helfen, die Ursachen von Problemen zu identifizieren und effektive Lösungen zu entwickeln.

Eine weitere Möglichkeit, Problemlösungsfähigkeiten zu entwickeln, besteht darin, Brainstorming zu üben. Beim Brainstorming geht es darum, eine Liste potenzieller Lösungen für ein Problem zu erstellen, ohne sich Gedanken über deren Machbarkeit zu machen. Dies kann dem Einzelnen helfen, kreativ zu denken und innovative Problemlösungen zu entwickeln. Darüber hinaus kann Brainstorming dem Einzelnen helfen, ein größeres Gefühl der Selbstwahrnehmung und des Verständnisses zu entwickeln, so dass er seine

Emotionen und Verhaltensweisen besser bewältigen kann.

Effektive Kommunikation ist auch eine wichtige Fähigkeit, um herausfordernde Situationen zu meistern. Wenn der Einzelne in der Lage ist, effektiv zu kommunizieren, ist er besser in der Lage, seine Bedürfnisse und Wünsche auszudrücken und seine Ziele zu erreichen. Eine Möglichkeit, effektive Kommunikationsfähigkeiten zu entwickeln, besteht darin, aktives Zuhören zu üben. Aktives Zuhören bedeutet, dem Sprecher Aufmerksamkeit zu schenken, ohne zu unterbrechen oder zu urteilen, und nachdenklich und einfühlsam zu reagieren. Dies kann Einzelpersonen helfen, stärkere Beziehungen aufzubauen und ihre Ziele zu erreichen.

Eine weitere Möglichkeit, effektive Kommunikationsfähigkeiten zu entwickeln, besteht darin, Durchsetzungsvermögen zu üben. Durchsetzungsvermögen bedeutet, seine Bedürfnisse und Wünsche klar und respektvoll auszudrücken, ohne aggressiv oder passiv zu sein. Dies kann Einzelpersonen helfen, stärkere Beziehungen aufzubauen und ihre Ziele zu erreichen. Darüber hinaus kann Durchsetzungsvermögen dem Einzelnen helfen, ein größeres Gefühl der Selbstwahrnehmung und des Verständnisses zu entwickeln, was es ihm ermöglicht, seine Emotionen und Verhaltensweisen besser zu steuern.

Schließlich ist die Entwicklung emotionaler Intelligenz für eine effektive Kommunikation und Problemlösung unerlässlich. Emotionale Intelligenz bedeutet, Emotionen bei sich selbst und anderen zu erkennen und zu verstehen und diese Informationen zu nutzen, um Denken und Verhalten zu lenken. Dies kann dem Einzelnen helfen, ein größeres Gefühl der Selbstwahrnehmung und des Verständnisses zu entwickeln, was es ihm ermöglicht, seine Emotionen und Verhaltensweisen besser zu bewältigen. Darüber hinaus kann emotionale Intelligenz dem Einzelnen helfen, ein größeres Gefühl von Mitgefühl und Verständnis für sich selbst und andere zu entwickeln und Gefühle von Stress und Angst zu reduzieren.

Durchsetzungsvermögen und Grenzziehung üben

Das Üben von Durchsetzungsvermögen und das Setzen von Grenzen ist eine wesentliche Fähigkeit, um herausfordernde Situationen zu meistern. Wenn Einzelpersonen in der Lage sind, ihre Bedürfnisse und Wünsche klar und respektvoll auszudrücken, sind sie besser in der Lage, stärkere Beziehungen aufzubauen und ihre Ziele zu erreichen. Durchsetzungsvermögen bedeutet, sich auf eine Art und Weise auszudrücken, die respektvoll und dennoch bestimmt ist, ohne aggressiv oder passiv zu sein. Dies kann erreicht werden, indem "Ich"-Aussagen wie "Ich fühle" oder "Ich brauche" anstelle von "Du"-Aussagen verwendet werden, die anklagend wirken können.

Das Setzen von Grenzen ist auch ein wichtiger Aspekt der Durchsetzungsfähigkeit. Grenzen beinhalten das Setzen von Grenzen für das, was akzeptables Verhalten anderer ist und was nicht. Dies kann dem Einzelnen helfen, seine Zeit, Energie und sein emotionales Wohlbefinden zu schützen. Grenzen zu setzen kann eine Herausforderung sein, vor allem für Menschen, die Schwierigkeiten haben, Nein zu sagen oder sich durchzusetzen. Es ist jedoch eine wesentliche Fähigkeit, um gesunde Beziehungen aufzubauen und persönliche Ziele zu erreichen.

Eine Möglichkeit, Durchsetzungsvermögen und Grenzziehbarkeit zu üben, besteht darin, die eigenen Werte und Bedürfnisse zu erkennen. Dies kann erreicht werden, indem du darüber nachdenkst, was dir wichtig ist und was du brauchst, um dich glücklich und erfüllt zu fühlen. Sobald Sie Ihre Werte und Bedürfnisse identifiziert haben, können Sie damit beginnen, sie auf klare und respektvolle Weise auszudrücken. Dies kann bedeuten, Grenzen zu anderen zu setzen, z. B. Nein zu Anfragen zu sagen, die nicht mit Ihren Werten oder Bedürfnissen übereinstimmen.

Eine weitere Möglichkeit, Durchsetzungsvermögen und Grenzsetzung zu üben, besteht darin, Achtsamkeit zu üben. Achtsamkeit bedeutet, auf den gegenwärtigen Moment zu achten, ohne zu urteilen oder abzulenken. Dies kann dem Einzelnen helfen, ein größeres Gefühl der Selbstwahrnehmung und des Verständnisses zu entwickeln, was es ihm ermöglicht, seine Emotionen und Verhaltensweisen besser zu bewältigen. Durch ein achtsameres Verhalten können Einzelpersonen ihre Werte und Bedürfnisse besser erkennen und sie auf klare und respektvolle Weise ausdrücken.

Darüber hinaus kann das Üben von Durchsetzungsvermögen und das Setzen von Grenzen bedeuten, dass man sich Unterstützung von anderen sucht. Dies kann bedeuten, mit einem Therapeuten oder Berater zu sprechen oder einer Selbsthilfegruppe beizutreten. Die Suche nach Unterstützung durch andere kann dem Einzelnen ein sicheres und unterstützendes Umfeld bieten, in dem er Durchsetzungsvermögen und Grenzsetzung üben und Feedback und Anleitung von anderen erhalten kann.

Aufbau von Selbstwertgefühl und Selbstvertrauen

Der Aufbau von Selbstwertgefühl und Selbstvertrauen ist unerlässlich, um herausfordernde Situationen zu meistern. Wenn Menschen ein hohes Selbstwertgefühl und Selbstvertrauen haben, sind sie besser in der Lage, mit Stress und Ängsten umzugehen und ihre Ziele zu erreichen. Zum Selbstwertgefühl gehört es, ein positives Selbstwertgefühl zu haben und sich wertgeschätzt und respektiert zu fühlen. Selbstvertrauen bedeutet, sich fähig und kompetent zu fühlen und Vertrauen in die eigenen Fähigkeiten zu haben.

Eine Möglichkeit, Selbstwertgefühl und Selbstvertrauen aufzubauen, besteht darin, Selbstmitgefühl zu üben. Selbstmitgefühl bedeutet, sich selbst mit Freundlichkeit, Verständnis und Akzeptanz zu behandeln, selbst angesichts schwieriger Emotionen oder Erfahrungen. Dies kann bedeuten, Achtsamkeit zu üben und sanfter und verständnisvoller mit sich selbst umzugehen. Durch das Üben von Selbstmitgefühl können Individuen ein positiveres Selbstwertgefühl entwickeln und sich selbstbewusster und fähiger fühlen.

Eine weitere Möglichkeit, Selbstwertgefühl und Selbstvertrauen aufzubauen, besteht darin, sich auf Stärken und Leistungen zu konzentrieren. Dies kann bedeuten, über vergangene Erfolge nachzudenken und Bereiche mit Stärken und Talenten zu identifizieren. Durch die Fokussierung auf Stärken und Leistungen können Einzelpersonen ein größeres Selbstwertgefühl und Selbstvertrauen entwickeln und sich fähiger und kompetenter fühlen.

Darüber hinaus kann der Aufbau von Selbstwertgefühl und Selbstvertrauen bedeuten, dass man sich Unterstützung von anderen sucht. Dies kann bedeuten, mit einem Therapeuten oder Berater zu sprechen oder einer Selbsthilfegruppe beizutreten. Die Suche nach Unterstützung durch andere kann dem Einzelnen ein sicheres und unterstützendes Umfeld bieten, in dem er Selbstwertgefühl und Selbstvertrauen aufbauen und Feedback und Anleitung von anderen erhalten kann.

Der Aufbau von Selbstwertgefühl und Selbstvertrauen kann bedeuten, sich um sich selbst zu kümmern. Dies kann die Teilnahme an Aktivitäten beinhalten, die Freude und Erfüllung bringen, wie z. B. Hobbys oder kreative Beschäftigungen. Es kann auch darum gehen, sich um die körperliche Gesundheit zu kümmern, wie z. B. Bewegung und gesunde Ernährung. Indem man sich um sich selbst kümmert, kann der

Einzelne ein größeres Selbstwertgefühl und Selbstvertrauen entwickeln und sich fähiger und kompetenter fühlen.

Schließlich kann der Aufbau von Selbstwertgefühl und Selbstvertrauen darin bestehen, Dankbarkeit zu üben. Dankbarkeit bedeutet, sich auf die positiven Aspekte des Lebens zu konzentrieren und Wertschätzung für das auszudrücken, was man hat. Durch das Üben von Dankbarkeit können Einzelpersonen eine positivere Lebenseinstellung entwickeln und sich selbstbewusster und fähiger fühlen.

TEIL 4

TECHNIKEN, DIE IN DER TRAUMAFOKUSSIERTEN KVT VERWENDET WERDEN

Kapitel 7

ALLMÄHLICHE EXPOSITION GEGENÜBER TRAUMATISCHEN ERINNERUNGEN ODER REIZEN

Die Expositionstherapie ist ein wirksames Instrument zur Bewältigung traumatischer Erinnerungen und Reize. Im Kern geht es bei der Expositionstherapie darum, Menschen dabei zu helfen, ihre traumatischen Erfahrungen in einer sicheren und kontrollierten Umgebung zu konfrontieren und zu verarbeiten. Indem die Person allmählich den traumatischen Erinnerungen oder Reizen ausgesetzt wird, die ihren Stress auslösen, zielt die Expositionstherapie darauf ab, die negativen Emotionen und Verhaltensweisen zu reduzieren, die mit dem Trauma verbunden sind.

Eines der Schlüsselprinzipien der Expositionstherapie ist das Konzept der Gewöhnung.

Gewöhnung bezieht sich auf den Prozess, bei dem das Gehirn im Laufe der Zeit weniger auf einen Reiz reagiert. Im Zusammenhang mit einem Trauma kann die Gewöhnung dazu beitragen, dass Menschen weniger auf traumatische Erinnerungen oder Reize reagieren, die ihren Stress auslösen. Durch die wiederholte Exposition von Personen gegenüber dem traumatischen Material in einer kontrollierten Umgebung hilft die Expositionstherapie dem Gehirn, sich an den Reiz zu gewöhnen und die damit verbundenen negativen Emotionen und Verhaltensweisen zu reduzieren.

Ein weiteres wichtiges Prinzip der Expositionstherapie ist das Konzept der emotionalen Verarbeitung. Emotionale Verarbeitung bezieht sich auf die Fähigkeit, traumatische Erfahrungen anzuerkennen, zu akzeptieren und in die eigene Erzählung zu integrieren. Die Expositionstherapie hilft Einzelpersonen, ihre traumatischen Erfahrungen zu verarbeiten, indem sie sie ermutigt, sich mit ihren Emotionen, Gedanken und Überzeugungen über das Trauma auseinanderzusetzen und diese zu erforschen. Auf diese Weise können Einzelpersonen ein größeres Gefühl der Kontrolle und Beherrschung ihrer traumatischen Erfahrungen entwickeln und die negativen Auswirkungen des Traumas auf ihr tägliches Leben reduzieren.

Auch die Expositionstherapie beruht auf dem Prinzip der kognitiven Neubewertung. Kognitive Neubewertung bezieht sich auf die Fähigkeit, traumatische Erfahrungen in einem positiveren oder neutraleren Licht neu zu bewerten und neu zu interpretieren. Indem sie Einzelpersonen hilft, ihre traumatischen Erfahrungen neu zu bewerten, kann die Expositionstherapie die negativen Emotionen und Überzeugungen reduzieren, die mit dem Trauma verbunden sind. Dies kann zu einer verbesserten emotionalen Regulation, reduziertem Vermeidungsverhalten und einem gesteigerten allgemeinen Wohlbefinden führen.

Die Expositionstherapie basiert auf dem Prinzip der Selbstwirksamkeit. Selbstwirksamkeit bezieht sich auf den Glauben an die eigene Fähigkeit, Herausforderungen zu bewältigen und zu meistern. Indem sie Menschen hilft, sich mit ihren traumatischen Erfahrungen auseinanderzusetzen und sie zu überwinden, kann die Expositionstherapie die Selbstwirksamkeit verbessern, was zu mehr Selbstvertrauen, Motivation und allgemeinem Wohlbefinden führt.

Schließlich orientiert sich die Expositionstherapie am Prinzip der Zusammenarbeit zwischen Therapeut und Klient. Die Zusammenarbeit zwischen Therapeut und Klient bezieht sich auf die aktive Beteiligung sowohl des Therapeuten als auch des Klienten am Prozess der Expositionstherapie. Durch die Zusammenarbeit können der Therapeut und der Klient einen personalisierten Expositionsplan entwickeln, der auf die individuellen Bedürfnisse und Ziele des Klienten eingeht. Dieser kollaborative Ansatz kann die Wirksamkeit der Expositionstherapie verbessern, was zu verbesserten Ergebnissen und weniger Stress führt.

Schaffung einer Hierarchie traumatischer Reize

Die Erstellung einer Hierarchie traumatischer Reize ist ein entscheidender Schritt im Prozess der Expositionstherapie. Dazu gehört die Identifizierung und Einstufung der traumatischen Erinnerungen oder Reize, die Stress auslösen, von den geringsten bis zu den belastendsten. Durch die Schaffung einer Hierarchie können sich Individuen allmählich zur Konfrontation mit den belastendsten traumatischen Erfahrungen hocharbeiten und dabei Selbstvertrauen und Meisterschaft aufbauen.

Um eine Hierarchie zu erstellen, können Einzelpersonen damit beginnen, eine Liste aller traumatischen Erinnerungen oder Reize zu erstellen, die Stress auslösen. Dazu können Anblicke, Geräusche, Gerüche oder andere sensorische Erfahrungen gehören, die eine traumatische Reaktion hervorrufen. Zum Beispiel kann jemand, der einen Autounfall erlebt hat, die Geräusche von quietschenden Reifen oder den Geruch von Rauch als Auslöser nennen. Als nächstes können Einzelpersonen jeden Punkt auf der Liste nach seinem Belastungsgrad einstufen, wobei die am wenigsten belastenden Punkte unten und die am meisten belastenden oben stehen.

Es ist wichtig zu beachten, dass das Erstellen einer Hierarchie ein hochgradig individueller Prozess ist, und was für eine Person belastend sein mag, muss für eine andere Person nicht belastend sein. Zum Beispiel kann jemand, der ein traumatisches Ereignis an einem bestimmten Ort erlebt hat, feststellen, dass bestimmte Orte oder Umgebungen Stress auslösen, während jemand anderes dies möglicherweise nicht tut. Darüber hinaus muss die Hierarchie möglicherweise im Laufe der Zeit überarbeitet werden, wenn die Person den Prozess der Expositionstherapie durchläuft. Wenn Menschen selbstbewusster werden und sich wohler fühlen, wenn sie sich ihren traumatischen Erfahrungen stellen, stellen sie möglicherweise fest, dass ihre Hierarchie angepasst werden muss, um ihren Fortschritt widerzuspiegeln.

Das Erstellen einer Hierarchie kann ein herausfordernder und emotionaler Prozess sein, da er von den Einzelnen verlangt, sich mit ihren traumatischen Erfahrungen auseinanderzusetzen und sie anzuerkennen. Mit der Unterstützung eines ausgebildeten Therapeuten oder Beraters können Einzelpersonen diesen Prozess jedoch durchlaufen und eine personalisierte Hierarchie entwickeln, die ihren individuellen Bedürfnissen und Zielen entspricht. Auf diese Weise können Einzelpersonen den ersten Schritt in Richtung Heilung und Genesung machen und beginnen, ein erfüllteres und sinnvolleres Leben aufzubauen.

Neben der Identifizierung und Einstufung traumatischer Reize beinhaltet die Erstellung einer Hierarchie auch die Entwicklung eines Plans für die Konfrontation mit jedem Punkt auf der Liste. Dies kann bedeuten, sich das traumatische Erlebnis vorzustellen, Bilder oder Videos anzusehen, die mit dem Trauma zu tun haben, oder sich an Aktivitäten zu beteiligen, die Erinnerungen an das Trauma auslösen. Durch die Entwicklung eines Plans können sich die Individuen besser unter Kontrolle und vorbereitet fühlen, während sie sich in der Hierarchie nach oben arbeiten, sich allmählich ihren traumatischen Erfahrungen stellen und auf dem Weg dorthin Selbstvertrauen und Meisterschaft aufbauen.

Üben der schrittweisen Exposition gegenüber traumatischen Erinnerungen oder Reizen

Das Üben der schrittweisen Exposition gegenüber traumatischen Erinnerungen oder Reizen ist der Kern der Expositionstherapie. Dabei geht es darum, sich nach und nach mit den traumatischen Erfahrungen oder Reizen, die Stress auslösen, in einer kontrollierten und sicheren Umgebung auseinanderzusetzen. Auf diese Weise können die Menschen ihr Selbstvertrauen und ihre Meisterschaft über die traumatischen Erfahrungen aufbauen, ihren Stress reduzieren und ihr allgemeines Wohlbefinden verbessern.

Eine allmähliche Exposition kann viele Formen annehmen, abhängig von den individuellen Bedürfnissen und Zielen. Für einige kann es bedeuten, sich das traumatische Erlebnis in lebendigen Details vorzustellen, während es für andere bedeuten kann, sich an Aktivitäten zu beteiligen, die Erinnerungen an das Trauma auslösen. Zum Beispiel kann jemand, der ein traumatisches Ereignis an einem bestimmten Ort erlebt hat, damit beginnen, sich an diesem Ort vorzustellen, und sich allmählich dazu hocharbeiten, den Ort persönlich zu besuchen. Das Wichtigste ist, klein anzufangen und die Intensität der Belichtung im Laufe der Zeit allmählich zu erhöhen.

Es ist wichtig zu beachten, dass die allmähliche Exposition immer in einer kontrollierten und sicheren Umgebung mit Unterstützung eines ausgebildeten Therapeuten oder Beraters erfolgen sollte. Dies kann dazu beitragen, dass sich die Menschen sicherer und unterstützter fühlen, wenn sie sich ihren traumatischen Erfahrungen stellen, und das Risiko einer Überforderung oder eines Rückfalls verringern. Darüber hinaus sollte die schrittweise Exposition in einem Tempo erfolgen, das sich für den Einzelnen angenehm und überschaubar anfühlt, mit regelmäßigen Pausen und Möglichkeiten, seine Erfahrungen zu verarbeiten und zu reflektieren.

Während der Individuen den allmählichen Expositionsprozess durchlaufen, können sie eine Reihe von Emotionen und körperlichen Empfindungen erleben. Dies kann Angst, Furcht, Traurigkeit oder sogar körperliche Symptome wie Herzrasen oder Schwitzen umfassen. Es ist wichtig, sich daran zu erinnern, dass diese Symptome ein normaler Teil des Expositionstherapieprozesses sind und dass sie mit der Zeit nachlassen, wenn die Individuen ihre Toleranz und ihr Selbstvertrauen aufbauen. Mit der Unterstützung eines ausgebildeten Therapeuten oder Beraters können Einzelpersonen lernen, mit diesen Symptomen umzugehen und Bewältigungsstrategien zu entwickeln, um mit auftretenden Herausforderungen umzugehen.

Allmähliche Exposition kann ein wirksames Werkzeug für Heilung und Genesung sein und es dem Einzelnen ermöglichen, seine traumatischen Erfahrungen in einer sicheren und kontrollierten Umgebung zu konfrontieren und zu überwinden. Durch den allmählichen Aufbau von Selbstvertrauen und Meisterschaft über die traumatischen Erfahrungen können die Betroffenen ihren Stress verringern und ihr allgemeines Wohlbefinden verbessern, wodurch ein erfüllteres und sinnvolleres Leben entwickelt wird. Mit der Unterstützung eines ausgebildeten Therapeuten oder Beraters können Einzelpersonen den ersten Schritt in Richtung Heilung und Genesung machen und beginnen, eine bessere Zukunft für sich selbst aufzubauen.

Kapitel 8

KOGNITIVE VERARBEITUNGSTHERAPIE (CPT)

*Traumatische Erlebnisse verarbeiten und negative
Glaubenssätze hinterfragen*

Die kognitive Verarbeitungstherapie (CPT) ist ein wirkungsvoller Ansatz, um traumatische Erfahrungen zu verarbeiten und negative Überzeugungen in Frage zu stellen. CPT wurde von Dr. Patricia Resick entwickelt und basiert auf der Idee, dass traumatische Erfahrungen zu verzerrten oder nicht hilfreichen Denkmustern führen können, die Stress aufrechterhalten und eine Genesung verhindern können. Durch das Verständnis der Prinzipien der CPT können Einzelpersonen lernen, diese negativen Gedanken und Überzeugungen zu erkennen und zu hinterfragen und ausgewogenere und anpassungsfähigere Denkweisen zu entwickeln.

Im Kern basiert CPT auf der Idee, dass Gedanken, Gefühle und Verhaltensweisen miteinander verbunden sind. Wenn wir ein traumatisches Ereignis erleben, können unsere Gedanken und Überzeugungen über das Ereignis verzerrt oder stecken bleiben, was zu negativen Emotionen und problematischen Verhaltensweisen führt. CPT hilft Einzelpersonen, diese verzerrten Gedanken und Überzeugungen zu erkennen und sie in einer sicheren und unterstützenden Umgebung herauszufordern. Auf diese Weise können Einzelpersonen eine ausgewogenere und anpassungsfähigere Denkweise entwickeln und ihren Stress und ihre Symptome reduzieren.

Eines der Schlüsselprinzipien der CPT ist die Idee der kognitiven Umstrukturierung. Dazu gehört, negative Gedanken und Überzeugungen zu identifizieren und sie in Frage zu stellen, indem sie auf ausgewogenere und anpassungsfähigere Weise neu gestaltet werden. Zum Beispiel kann jemand, der ein traumatisches Ereignis erlebt hat, glauben: "Ich bin schuld an dem, was passiert ist." Durch CPT können sie lernen, diesen Glauben in Frage zu stellen, indem sie ihn umdeuten als: "Das traumatische Ereignis war nicht meine Schuld, und ich habe in einer schwierigen Situation mein Bestes gegeben."

Ein weiteres wichtiges Prinzip der CPT ist die Idee der Selbstwahrnehmung. Dazu gehört, ein besseres Verständnis für die eigenen Gedanken,

Gefühle und Verhaltensweisen zu entwickeln und zu erfahren, wie sie sich auf das tägliche Leben auswirken. Durch die Steigerung des Selbstbewusstseins können Einzelpersonen verzerrte oder nicht hilfreiche Denkmuster besser erkennen und anpassungsfähigere Wege zur Bewältigung von Stress und Traumata entwickeln.

Negative Gedanken und Glaubenssätze erkennen und hinterfragen

Das Erkennen und Hinterfragen negativer Gedanken und Überzeugungen ist eine entscheidende Komponente der CPT. Dazu gehört, ein größeres Bewusstsein für die eigenen Gedanken und Überzeugungen zu entwickeln und zu lernen, sie auf objektivere und ausgewogenere Weise zu bewerten. Auf diese Weise können Einzelpersonen verzerrte oder nicht hilfreiche Denkmuster erkennen und sie in einer sicheren und unterstützenden Umgebung herausfordern.

Eine Möglichkeit, negative Gedanken und Überzeugungen zu erkennen, besteht darin, auf den inneren Dialog zu achten. Dazu gehört, dass wir wahrnehmen, was wir zu uns selbst sagen und wie wir mit uns selbst sprechen, besonders in Zeiten von Stress oder Not. Zum Beispiel kann jemand, der unter Angstzuständen leidet, bemerken, dass er sich oft sagt: "Ich bin nicht gut genug und ich werde nie in der Lage sein, damit umzugehen." Indem sie diese Gedanken wahrnehmen, können sie beginnen, sie in Frage zu stellen und ausgewogenere und anpassungsfähigere Denkweisen zu entwickeln.

Eine weitere Möglichkeit, negative Gedanken und Überzeugungen zu erkennen, besteht darin, nach Verhaltensmustern zu suchen. Dabei geht es darum, zu bemerken, wie wir uns in bestimmten Situationen verhalten und wie unser Verhalten von verzerrten oder nicht hilfreichen Denkmustern gesteuert sein kann. Zum Beispiel kann jemand, der soziale Situationen meidet, von dem Glauben getrieben werden: "Ich bin nicht gut genug, und andere werden mich ablehnen." Indem sie dieses Muster bemerken, können sie beginnen, den zugrunde liegenden Glauben in Frage zu stellen und anpassungsfähigere Wege zu entwickeln, um mit sozialen Situationen umzugehen.

Negative Gedanken und Überzeugungen in Frage zu stellen, bedeutet, sie objektiver und ausgewogener zu bewerten. Das kann bedeuten, dass man sich Fragen stellt wie "Ist dieser Gedanke wirklich wahr?" "Gibt es einen anderen Weg, diese Situation zu betrachten?" oder "Was würde ich einem Freund in einer ähnlichen Situation sagen?" Indem der Einzelne negative Gedanken und Überzeugungen in Frage stellt, kann er eine ausgewogenere und anpassungsfähigere Denkweise entwickeln und seinen Stress und seine Symptome reduzieren.

Üben von CPT-Übungen und Arbeitsblättern

Das Üben von CPT-Übungen und Arbeitsblättern ist ein wesentlicher Bestandteil des CPT-Prozesses. Diese Übungen und Arbeitsblätter helfen dem Einzelnen, negative Gedanken und Überzeugungen zu erkennen und in Frage zu stellen und ausgewogenere und anpassungsfähigere Denkweisen zu entwickeln. Durch das Üben von CPT-Übungen und Arbeitsblättern können Einzelpersonen ein größeres Selbstbewusstsein entwickeln und lernen, ihre Symptome und Verhaltensweisen effektiver zu bewältigen.

Eine der wichtigsten CPT-Übungen ist das "Thought Record". Dazu gehört, negative Gedanken und Überzeugungen aufzuschreiben und sie dann in Frage zu stellen, indem sie auf ausgewogenere und anpassungsfähigere Weise neu gestaltet werden. Zum Beispiel kann jemand, der unter Angstzuständen leidet, den Gedanken "Ich bin nicht gut genug und ich werde nie damit umgehen können" aufschreiben. Sie können diesen Gedanken dann in Frage stellen, indem sie ihn in "Ich bin fähig und kompetent und ich habe schon schwierige Situationen gemeistert" umformulieren.

Eine weitere wichtige CPT-Übung ist die "Belief Rating Scale". Dabei geht es darum, negative Überzeugungen auf einer Skala von 0 bis 100 zu bewerten und sie dann in Frage zu stellen, indem sie auf ausgewogenere und anpassungsfähigere Weise neu formuliert werden. Zum Beispiel kann jemand, der PTBS erlebt, die Überzeugung "Ich bin schuld an dem traumatischen Ereignis" mit 90 bewerten. Sie können diese Überzeugung dann in Frage stellen, indem sie sie umformulieren als: "Das traumatische Ereignis war nicht meine Schuld, und ich habe in einer schwierigen Situation mein Bestes gegeben."

Verarbeitung traumatischer Erfahrungen durch CPT

Bei der Verarbeitung traumatischer Erfahrungen durch CPT geht es darum, die in den Übungen und Arbeitsblättern erlernten Fähigkeiten und Techniken zu nutzen, um das traumatische Erlebnis zu verarbeiten. Dies kann bedeuten, negative Gedanken und Überzeugungen über die traumatische Erfahrung zu erkennen und zu hinterfragen und ausgewogenere und anpassungsfähigere Denkweisen zu entwickeln. Durch die Verarbeitung traumatischer Erfahrungen durch CPT können Einzelpersonen ihren Stress und ihre Symptome reduzieren und ein größeres Gefühl der Kontrolle und Beherrschung ihrer Erfahrungen entwickeln.

Eine Möglichkeit, traumatische Erfahrungen durch CPT zu verarbeiten, ist die Anwendung der "Trauma Narrative"-Technik. Dazu gehört, die traumatische Erfahrung detailliert aufzuschreiben und dann alle negativen Gedanken und Überzeugungen, die aufkommen, in Frage zu stellen. Zum Beispiel kann jemand, der einen Autounfall erlebt hat, die Details des Unfalls aufschreiben und dann alle negativen Gedanken und Überzeugungen, die aufkommen, in Frage stellen, wie z. B. "Ich bin schuld an dem Unfall".

Eine weitere Möglichkeit, traumatische Erfahrungen durch CPT zu verarbeiten, ist die Anwendung der Technik der "Kognitiven Umstrukturierung". Dazu gehört, negative Gedanken und Überzeugungen über die traumatische Erfahrung zu identifizieren und sie dann in Frage zu stellen, indem sie auf ausgewogenere und anpassungsfähigere Weise neu formuliert werden. Zum Beispiel kann jemand, der ein traumatisches Ereignis erlebt hat, den Gedanken "Ich bin nicht sicher und ich werde nie wieder jemandem vertrauen können" erkennen. Sie können diesen Gedanken dann in Frage stellen, indem sie ihn umformulieren in "Ich bin sicher, und ich kann mir und anderen vertrauen, dass sie mich schützen".

Bei der Verarbeitung traumatischer Erfahrungen durch CPT geht es darum, die in den Übungen und Arbeitsblättern erlernten Fähigkeiten und Techniken zu nutzen, um das traumatische Erlebnis zu verarbeiten. Dies kann bedeuten, negative Gedanken und Überzeugungen über die traumatische Erfahrung zu erkennen und zu hinterfragen und ausgewogenere und anpassungsfähigere Denkweisen zu entwickeln. Durch die Verarbeitung traumatischer Erfahrungen durch CPT können Einzelpersonen ihren Stress und ihre Symptome reduzieren und ein größeres Gefühl der Kontrolle und Beherrschung ihrer Erfahrungen entwickeln.

Einer der Hauptvorteile der Verarbeitung traumatischer Erfahrungen durch CPT besteht darin, dass sie es dem Einzelnen ermöglicht, ein größeres Gefühl der Kontrolle und Meisterschaft über seine Erfahrungen zu entwickeln. Wenn Menschen in der Lage sind, ihre traumatischen Erfahrungen in einer sicheren und unterstützenden Umgebung zu verarbeiten, können sie beginnen, mehr Kontrolle über ihre Gedanken, Gefühle und Verhaltensweisen zu haben. Dies kann zu einer Verringerung von Stress und Symptomen sowie zu einer Verbesserung des allgemeinen Wohlbefindens führen.

Ein weiterer Vorteil der Verarbeitung traumatischer Erfahrungen durch CPT besteht darin, dass sie es dem Einzelnen ermöglicht, ausgewogenere und anpassungsfähigere Denkweisen zu entwickeln.

Indem wir negative Gedanken und Überzeugungen in Frage stellen und sie ausgewogener und anpassungsfähiger gestalten, können Einzelpersonen eine positivere und hoffnungsvollere Lebenseinstellung entwickeln. Dies kann zu einer Verbesserung der allgemeinen psychischen Gesundheit und des Wohlbefindens sowie zu einer Verringerung von Stress und Symptomen führen.

Die Verarbeitung traumatischer Erfahrungen durch CPT kann ein herausfordernder und emotionaler Prozess sein, da er von den Einzelnen verlangt, sich mit ihren negativen Gedanken und Überzeugungen auseinanderzusetzen und diese in Frage zu stellen. Mit der Unterstützung eines ausgebildeten Therapeuten oder Beraters können Einzelpersonen jedoch lernen, ihre Symptome und Verhaltensweisen effektiver zu bewältigen und ein größeres Gefühl der Kontrolle und Beherrschung ihrer Erfahrungen zu entwickeln. Durch die Verarbeitung traumatischer Erfahrungen durch CPT können Einzelpersonen den ersten Schritt in Richtung Heilung und Genesung machen und ein erfüllteres und sinnvolleres Leben entwickeln.

Zusätzlich zu den oben genannten Vorteilen kann die Verarbeitung traumatischer Erfahrungen durch CPT auch zu einer Verbesserung der Beziehungen und des täglichen Funktionierens führen. Durch die Entwicklung ausgewogenerer und anpassungsfähigerer Denkweisen können Individuen ihre Beziehungen zu anderen verbessern und effektivere Bewältigungsfähigkeiten entwickeln. Dies kann zu einer Verbesserung des täglichen Funktionierens und einer Verringerung von Stress und Symptomen führen.

Insgesamt ist die Verarbeitung traumatischer Erfahrungen durch CPT ein wirksamer Weg, um Symptome und Verhaltensweisen zu bewältigen und ein größeres Gefühl der Kontrolle und Beherrschung von Erfahrungen zu entwickeln. Durch die Anwendung der in CPT erlernten Fähigkeiten und Techniken können Einzelpersonen ihren Stress und ihre Symptome reduzieren und ihre allgemeine psychische Gesundheit und ihr Wohlbefinden verbessern. Mit der Unterstützung eines ausgebildeten Therapeuten oder Beraters können Einzelpersonen lernen, ihre Symptome und Verhaltensweisen effektiver zu bewältigen und ein erfüllteres und sinnvolleres Leben zu entwickeln.

Kapitel 9

DESENSIBILISIERUNG UND AUFBEREITUNG VON AUGENBEWEGUNGEN (EMDR)

Kombination von Augenbewegungen mit der Verarbeitung traumatischer Erinnerungen

Eye Movement Desensitization and Reprocessing (EMDR) ist ein leistungsstarker therapeutischer Ansatz, der häufig zur Behandlung von Traumata und anderen psychischen Erkrankungen eingesetzt wird. EMDR wurde von Dr. Francine Shapiro entwickelt und basiert auf der Idee, dass traumatische Erinnerungen in einem "eingefrorenen" Zustand im Gehirn gespeichert werden und dass Augenbewegungen oder andere Formen der Stimulation dazu beitragen können, diese Erinnerungen "aufzutauen" und sie auf gesunde Weise neu zu verarbeiten.

Im Kern basiert EMDR auf der Idee, dass das Gehirn in der Lage ist, traumatische Erinnerungen auf eine ähnliche Weise zu verarbeiten wie andere Erinnerungen. Wenn wir ein traumatisches Ereignis erleben, kann unser Gehirn in einem Zustand der Übererregung "stecken" bleiben, was es uns erschwert, das Ereignis auf gesunde Weise zu verarbeiten. EMDR verwendet Augenbewegungen oder andere Formen der Stimulation, um dem Gehirn zu helfen, sich zu "lösen" und zu beginnen, die traumatische Erinnerung auf gesunde Weise neu zu verarbeiten.

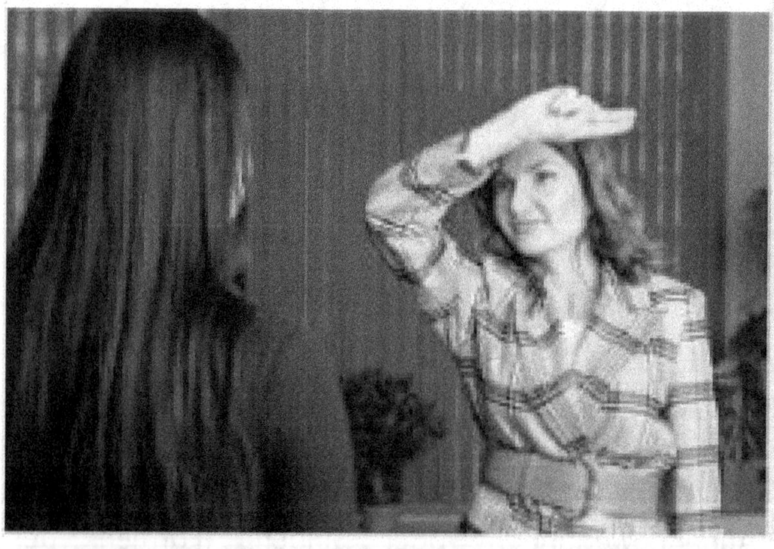

Eines der Schlüsselprinzipien von EMDR ist die Idee der dualen Verarbeitung. Dies bezieht sich auf die Vorstellung, dass das Gehirn in der Lage ist,

Informationen auf zwei verschiedene Arten zu verarbeiten: verbal und visuell. Bei der verbalen Verarbeitung wird Sprache verwendet, um die Welt zu verstehen und zu verstehen, während bei der visuellen Verarbeitung Bilder und sensorische Informationen verwendet werden. EMDR verwendet Augenbewegungen oder andere Formen der Stimulation, um das visuelle Verarbeitungssystem zu aktivieren und es dem Gehirn zu ermöglichen, traumatische Erinnerungen auf gesunde Weise neu zu verarbeiten.

Ein weiteres wichtiges Prinzip von EMDR ist die Idee des Modells der "adaptiven Informationsverarbeitung". Dieses Modell deutet darauf hin, dass das Gehirn ständig Informationen verarbeitet und unsere Erinnerungen und Überzeugungen auf der Grundlage neuer Informationen aktualisiert. EMDR verwendet Augenbewegungen oder andere Formen der Stimulation, um dem Gehirn zu helfen, traumatische Erinnerungen zu aktualisieren und sie auf gesunde Weise in unsere bestehenden Gedächtnisnetzwerke zu integrieren.

Üben von Augenbewegungen oder anderen Formen der Stimulation

Das Üben von Augenbewegungen oder anderen Formen der Stimulation ist ein wichtiger Bestandteil von EMDR. Während einer EMDR-Sitzung bittet der Therapeut den Klienten in der Regel, sich auf eine traumatische Erinnerung zu konzentrieren, während er gleichzeitig Augenbewegungen oder andere Formen der Stimulation durchläuft. Die Augenbewegungen oder die Stimulation sollen das visuelle Verarbeitungssystem aktivieren und dem Gehirn helfen, die traumatische Erinnerung auf gesunde Weise neu zu verarbeiten.

Es gibt verschiedene Möglichkeiten, Augenbewegungen oder andere Formen der Stimulation während EMDR zu üben. Ein gängiger Ansatz ist die Verwendung eines Lichtbalkens oder eines anderen visuellen Reizes, der sich vor den Augen des Klienten hin und her bewegt. Der Klient wird dann gebeten, die Bewegung des Lichtbalkens mit den Augen zu verfolgen und sich gleichzeitig auf die traumatische Erinnerung zu konzentrieren.

Ein anderer Ansatz besteht darin, auditive Stimulation, wie z. B. einen Ton oder Musik, zu verwenden, um das visuelle Verarbeitungssystem zu aktivieren. Dies kann besonders hilfreich für Klienten sein, die Schwierigkeiten mit Augenbewegungen haben oder eine andere Form der Stimulation bevorzugen.

Zusätzlich zu den Augenbewegungen und der auditiven Stimulation können einige Therapeuten auch andere Formen der Stimulation verwenden, wie z. B. Klopfen oder Vibration, um das visuelle Verarbeitungssystem zu aktivieren. Der Schlüssel liegt darin, eine Form der Stimulation zu finden, die für den Klienten am besten funktioniert und ihm hilft, traumatische Erinnerungen auf gesunde Weise zu verarbeiten.

Insgesamt ist EMDR ein wirksamer therapeutischer Ansatz, der zur Behandlung von Traumata und anderen psychischen Erkrankungen weit verbreitet ist. Indem Sie die Prinzipien von EMDR verstehen und Augenbewegungen oder andere Formen der Stimulation üben, können Sie beginnen, traumatische Erinnerungen auf gesunde Weise zu verarbeiten und sich in Richtung Heilung und Genesung zu bewegen.

Verarbeitung traumatischer Erinnerungen mit EMDR

Die Verarbeitung traumatischer Erinnerungen mit EMDR ist ein komplexer und höchst individueller Prozess. Es erfordert einen ausgebildeten Therapeuten, der den Klienten durch den Prozess führen und ihm helfen kann, die intensiven Emotionen und Empfindungen zu bewältigen, die auftreten können. Das Ziel von EMDR ist es, dem Klienten zu helfen, die traumatische Erinnerung auf eine Weise zu verarbeiten, die weniger belastend und anpassungsfähiger ist.

Der Prozess der Verarbeitung traumatischer Erinnerungen mit EMDR beginnt in der Regel damit, dass der Klient eine bestimmte traumatische Erinnerung identifiziert, an der er arbeiten möchte. Der Therapeut wird den Klienten dann bitten, die Erinnerung im Detail zu beschreiben, einschließlich aller Anblicke, Geräusche, Gerüche oder anderer sensorischer Informationen, die mit der Erinnerung verbunden sind. Der Klient wird auch gebeten, negative Überzeugungen oder Emotionen zu identifizieren, die mit der Erinnerung verbunden sind.

Sobald der Klient die Erinnerung beschrieben und die damit verbundenen negativen Überzeugungen und Emotionen identifiziert hat, beginnt der Therapeut mit dem EMDR-Prozess. Dabei folgt der Klient in der Regel mit den Augen einem Lichtbalken oder einem anderen visuellen Reiz, während er sich gleichzeitig auf die traumatische Erinnerung konzentriert. Der Therapeut kann auch auditive Stimulation verwenden, wie z. B. einen Ton oder Musik, um den Prozess zu verbessern.

Während der Klient den EMDR-Prozess durchläuft, kann er eine Reihe von Emotionen und Empfindungen erleben. Sie können ein Gefühl der Entspannung oder Ruhe verspüren, oder sie können ein Gefühl von Angst oder Kummer verspüren. Sie können auch körperliche Empfindungen verspüren, wie z. B. ein Kribbeln oder Taubheitsgefühl in ihren Händen oder Füßen. Der Therapeut wird mit dem Klienten zusammenarbeiten, um diese Emotionen und Empfindungen zu verarbeiten und ihm zu helfen, ein größeres Gefühl der Kontrolle und Beherrschung der traumatischen Erinnerung zu entwickeln.

Integration von EMDR in die Traumabehandlung

Die Integration von EMDR in die Traumabehandlung ist ein wichtiger Teil des therapeutischen Prozesses. EMDR kann in Verbindung mit anderen therapeutischen Ansätzen, wie z. B. der kognitiven Verhaltenstherapie (KVT) oder der psychodynamischen Therapie, eingesetzt werden, um die Wirksamkeit der Behandlung zu erhöhen. Es kann auch als eigenständige Behandlung von Traumata verwendet werden.

Einer der Hauptvorteile der Integration von EMDR in die Traumabehandlung besteht darin, dass es den Klienten helfen kann, traumatische Erinnerungen auf eine Weise zu verarbeiten, die weniger belastend und anpassungsfähiger ist. EMDR kann den Klienten auch dabei helfen, ein größeres Gefühl der Kontrolle und Beherrschung ihrer traumatischen Erinnerungen zu entwickeln, was zu einer Verringerung der Symptome und einer Verbesserung der allgemeinen psychischen Gesundheit führen kann.

Ein weiterer Vorteil der Integration von EMDR in die Traumabehandlung besteht darin, dass es auf die individuellen Bedürfnisse jedes Klienten zugeschnitten werden kann. Der Therapeut kann mit dem Klienten zusammenarbeiten, um einen personalisierten Behandlungsplan zu entwickeln, der seine einzigartigen Erfahrungen und Ziele berücksichtigt. Dies kann dazu beitragen, dass der Klient die effektivste Behandlung erhält und dass er seine Ziele in einer sicheren und unterstützenden Umgebung erreichen kann.

Zusätzlich zu seiner Wirksamkeit bei der Behandlung von Traumata kann EMDR auch zur

Behandlung einer Reihe anderer psychischer Erkrankungen eingesetzt werden, darunter Angstzustände, Depressionen und posttraumatische Belastungsstörungen (PTBS). Es kann auch verwendet werden, um die Leistung zu steigern und die allgemeine psychische Gesundheit und das Wohlbefinden zu verbessern.

Insgesamt ist die Integration von EMDR in die Traumabehandlung ein wichtiger Teil des therapeutischen Prozesses. Es kann Klienten helfen, traumatische Erinnerungen auf eine Weise zu verarbeiten, die weniger belastend und anpassungsfähiger ist, und kann zu einer Verringerung der Symptome und einer Verbesserung der allgemeinen psychischen Gesundheit führen. Durch die Zusammenarbeit mit einem ausgebildeten Therapeuten können die Klienten einen personalisierten Behandlungsplan entwickeln, der ihre einzigartigen Erfahrungen und Ziele berücksichtigt, und ihre Ziele in einer sicheren und unterstützenden Umgebung erreichen.

Schlussfolgerung

Ein Trauma ist eine komplexe und vielschichtige Erfahrung, die einen tiefgreifenden Einfluss auf unser Leben haben kann. Es kann jeden treffen, unabhängig von Alter, Geschlecht oder Hintergrund, und kann aus einer Vielzahl von Erfahrungen resultieren, darunter körperlicher oder emotionaler Missbrauch, Vernachlässigung, Unfälle, Naturkatastrophen und Kampfhandlungen. Ein Trauma kann zur Entwicklung einer posttraumatischen Belastungsstörung (PTBS), Angstzuständen und Depressionen führen und sich auch auf unsere Beziehungen, unsere Arbeit und unser tägliches Leben auswirken.

Die Auswirkungen von Traumata auf die psychische Gesundheit sind erheblich, und die Suche nach professioneller Hilfe ist für Heilung und Genesung unerlässlich. Kognitive Verarbeitungstherapie (CPT) und Desensibilisierung und Wiederaufbereitung von Augenbewegungen (EMDR) sind zwei wirksame Therapien, die Menschen helfen können, traumatische Erfahrungen zu verarbeiten und ein größeres Gefühl der Kontrolle und Beherrschung ihrer traumatischen Erinnerungen zu entwickeln. CPT beinhaltet eine kognitive Umstrukturierung, die dem Einzelnen hilft, negative Gedanken und Überzeugungen in Frage zu stellen, während EMDR Augenbewegungen oder andere Formen der Stimulation beinhaltet, um die Verarbeitungszentren des Gehirns zu aktivieren.

Das Gedächtnis spielt eine entscheidende Rolle bei Traumata, und traumatische Erfahrungen können im impliziten und expliziten Gedächtnis gespeichert werden. Traumatische Erinnerungen können durch Anblicke, Geräusche, Gerüche und andere sensorische Reize ausgelöst werden, und die Verarbeitung dieser Erinnerungen ist für die Heilung und Genesung unerlässlich. Der Aufbau von Vertrauen und die Etablierung gesunder Grenzen sind für Heilung und Genesung unerlässlich, und die Suche nach Unterstützung von Angehörigen und Fachleuten ist entscheidend für die Entwicklung eines Gefühls von Sicherheit und Geborgenheit.

Selbstfürsorge ist auch für Heilung und Genesung unerlässlich und beinhaltet Aktivitäten, die Freude und Entspannung bringen. Das Üben von Achtsamkeit, Meditation und kreativem Ausdruck kann dem Einzelnen helfen, ein größeres Gefühl der Selbstwahrnehmung und des Selbstmitgefühls zu entwickeln und die Symptome von Angstzuständen und Depressionen zu reduzieren. Die Verarbeitung traumatischer Erfahrungen und das Hinterfragen negativer Überzeugungen ist ein entscheidender Teil des Heilungsprozesses, und die Suche nach Unterstützung von Fachleuten und Angehörigen ist unerlässlich, um eine ausgewogenere und anpassungsfähigere Denkweise zu entwickeln.

Insgesamt erfordert die Heilung von Traumata einen umfassenden Ansatz, der Therapie, Selbstfürsorge und Unterstützung durch andere umfasst. Durch die Suche nach Hilfe und Unterstützung können Einzelpersonen ein größeres Gefühl der Kontrolle und Beherrschung ihrer traumatischen Erinnerungen entwickeln und ein erfüllteres und sinnvolleres Leben aufbauen.

Wenn wir uns dem Ende dieses Buches nähern, ist es wichtig, sich daran zu erinnern, dass die Heilung von Traumata eine Reise ist, kein Ziel. Es braucht Zeit, Mühe und Unterstützung, aber es ist möglich. Wir hoffen, dass die Informationen und Strategien, die in diesem Buch vorgestellt werden, für Sie auf Ihrem eigenen Heilungsweg hilfreich waren.

Denken Sie daran, dass Sie mit Ihren Erfahrungen nicht allein sind und dass es viele Ressourcen gibt, die Sie unterstützen. Scheuen Sie sich nicht, sich Hilfe zu holen, wenn Sie sie brauchen, und geben Sie sich nicht auf. Du bist in der Lage, zu heilen und zu wachsen, und du verdienst es, ein erfülltes und sinnvolles Leben zu führen.

Wir ermutigen Sie, Ihre Heilungsreise fortzusetzen und bei Bedarf nach zusätzlichen Ressourcen und Unterstützung zu suchen. Denken Sie daran, freundlich zu sich selbst zu sein und Selbstmitgefühl zu üben, und zögern Sie nicht, sich Hilfe zu holen, wenn Sie sie brauchen. Du hast das verstanden